U0153403

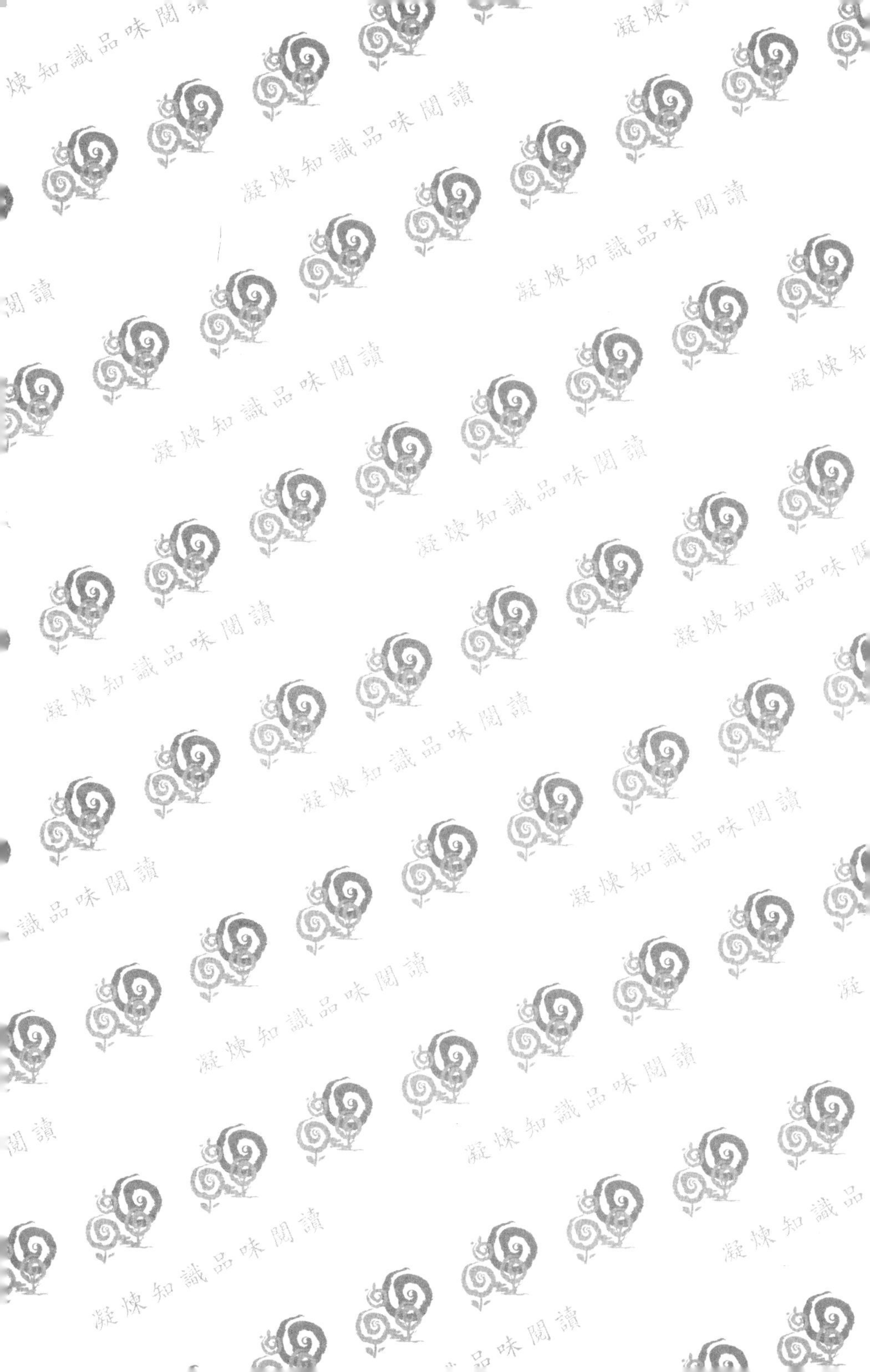

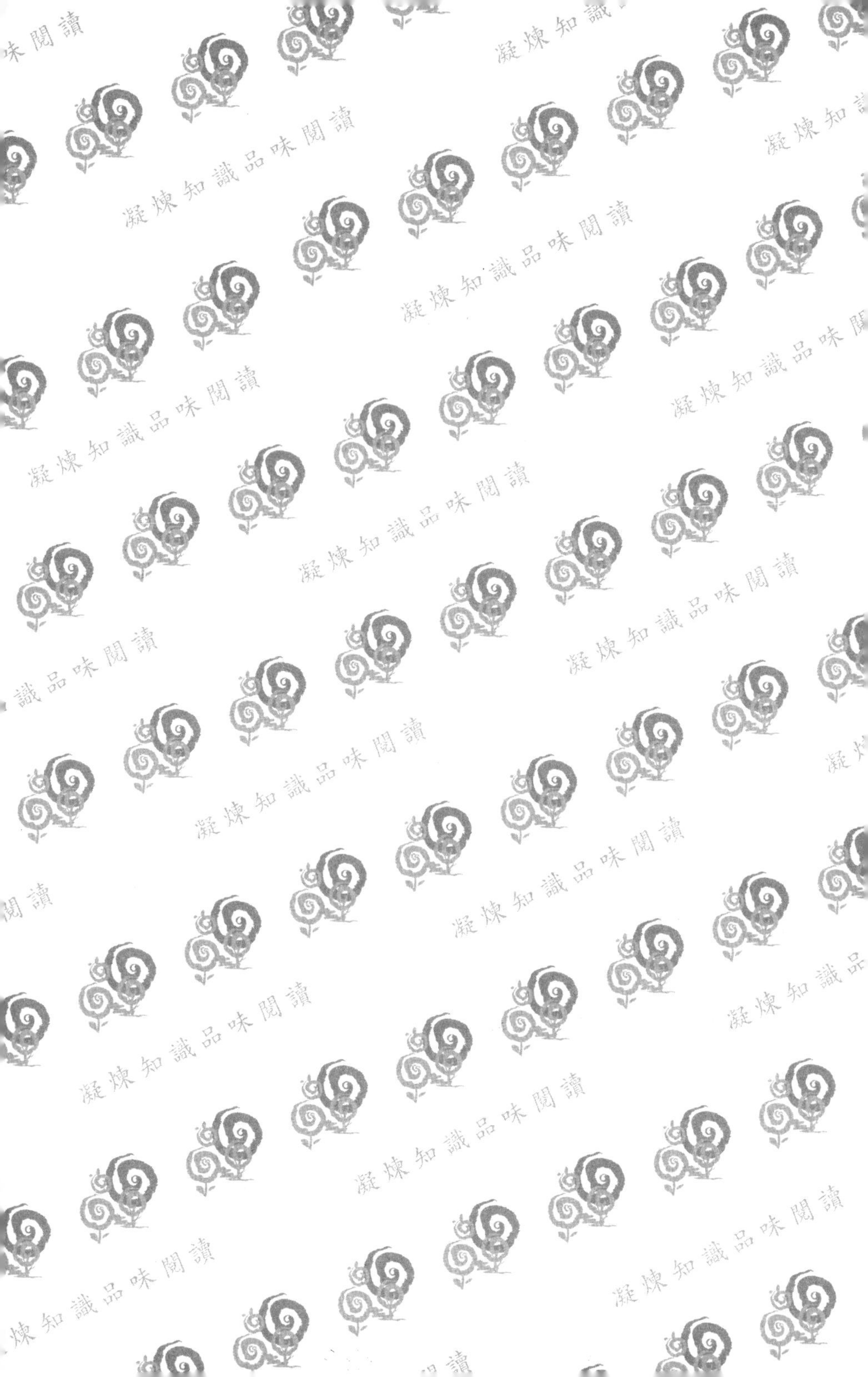

感統運動失常、好動分心孩童之大腦檢查
功能性磁振照影誘發性血氧濃度圖

fMRI BOLD TEST

訓練前組

關聯神經通道蒼白→嚴重分心，敏感暴躁，協調笨拙，無組織執行能力

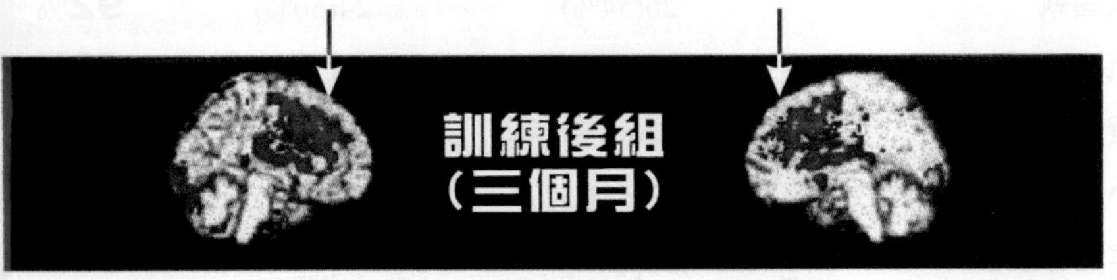

關聯神經通道近正常→專注，情緒穩重、協調靈巧，漸有組織執行能力

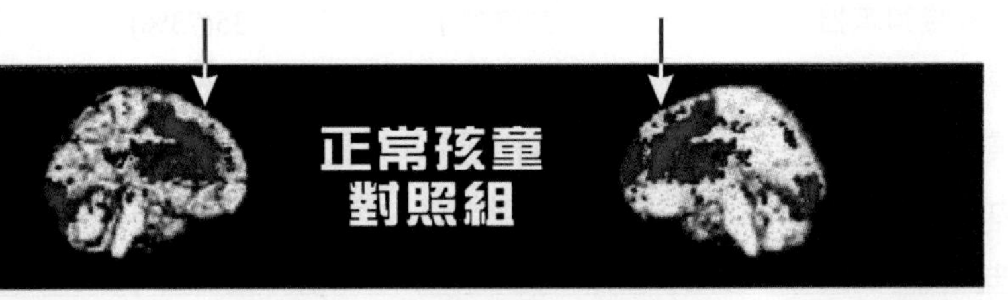

關聯神經通道正常→原本專注，情緒穩重、協調靈巧，具有組織執行能力

誘發性血氧濃度反映了神經路徑活動的程度，濃度愈高，
表示學業及事業之專注靈巧程度和主動執行能力愈強！

作者鄭信雄醫師與台北榮總葉子成醫師合作研究「密集式感覺運動專注訓練」之成果。
※相關論文同步刊登在《特教季刊》第101期中．中華民國95年12月出版※

實施感覺運動統合訓練的失常症狀人數和改善百分比

（整體改善 **83%～100%**，平均 **93%**）

觀察項目	失常	滿意改善	整體改善
-------------(總人數 48 人)----	人數(百分比)	人數(百分比)	百分比
好動	31(65%)	30(63%)	**97**%
衝動	25(52%)	22(46%)	**88**%
注意力不足	41(85%)	36(75%)	**88**%
觸覺防禦 (神經生理抑制困難)	43(90%)	39(81%)	**91**%
同儕人際關係	31(65%)	29(60%)	**94**%
脾氣固執	26(54%)	24(50%)	**92**%
脾氣暴躁	28(58%)	26(54%)	**93**%
學習障礙	33(69%)	31(65%)	**94**%
手小肌肉不協調和無力	31(65%)	31(65%)	**100**%
讀寫跳行跳字	18(38%)	15(31%)	**83**%
吃飯慢且滿地菜屑	32(67%)	32(32%)	**100**%
穿衣鞋慢和笨拙	37(77%)	35(73%)	**95**%
發育期運用障礙	45(94%)	44(92%)	**98**%
語言障礙	14(29%)	14(29%)	**100**%
重力不安全症(懼高症)	17(35%)	15(31%)	**88**%
個性內向	11(23%)	10(21%)	**91**%
整體改善	**463(60%)**	**433(56%)**	**93%**

附註：1)樣本為在財團法人台北市永春文教基金會接受訓練前測和後測評估的學生，共 48

2)其中男生 44 人，女生 4 人。 從幼稚園到高二都有，年紀四歲到十六歲。幼稚園和小一學生占多數，占 65%。

3)接受治療訓練時間從一到八個月，50%接受三個月，30%接受四到六個月。

4)滿意改善是指父母親和學校老師觀察到孩童情況全盤和滿意的改善。

5)「整體改善比率」來自「後測滿意改善人數」除以「前測失常人數」的百分

感統運動訓練手冊

SENSORY-MOTOR INTERGRATION TRAINING

鄭信雄醫師 著

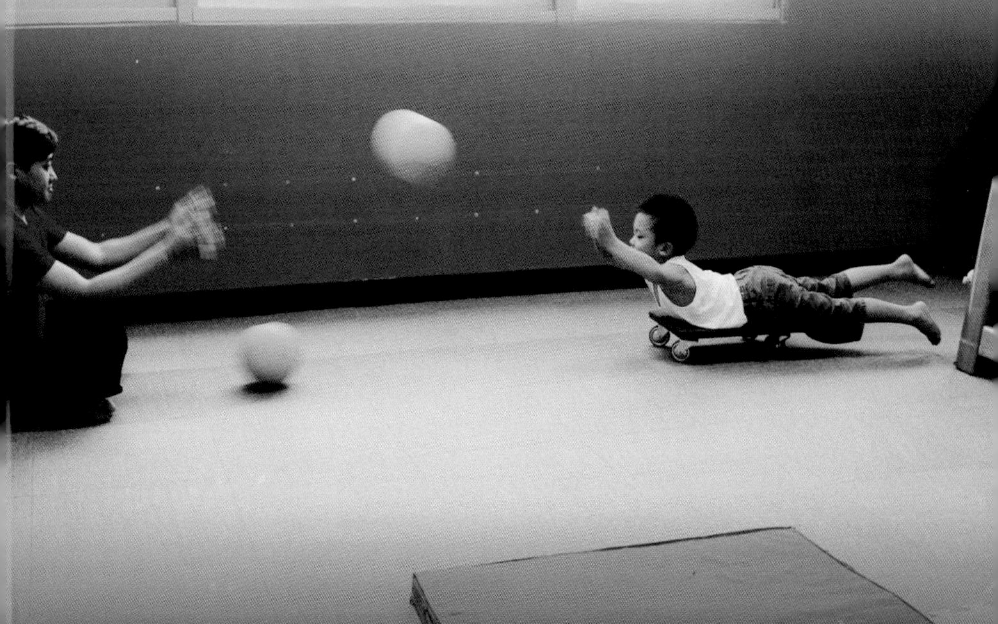

推薦序一

佑佑，是個舌頭肌肉不張、說話不清楚（俗稱大舌頭）的男孩，對自己身體的概念很不足，穿衣褲很慢，生活自理能力差；「視知覺」有問題，閱讀困難；肌肉張力不足，走路無法走一直線；專注力短，若無人引導，只喜歡玩一些簡單的玩具。為了解決孩子的問題，尋遍醫界之兒童精神科醫師、心理治療師、物理治療師……，但當時台灣在「學習障礙」方面的認知與概念，才剛起步，而醫院物理治療之內容、情景，家長不能目睹，只能在外等候；我們雖按醫界之指示訓練佑佑，而他亦能接受，無奈並無太大之進展，深感挫折。

但我們從沒放棄，仍不斷蒐集資訊、文獻及尋求其他協助之機構，一直到了2001年6、7月間，從鄭信雄醫師所著《如何幫助情緒困擾的孩子》書中，內容所描述之個案情景與佑佑雷同。因此聯絡了鄭醫師所創辦的「財團法人台北市永春文教基金會」，進行專業的評估及長達八個月的密集式感統運動訓練，我們發覺他有長足之進步。

除了持續在永春訓練外，我們動員了所有的家人去協助他；例如佑佑之二姐、三姐、媽媽，甚至爺爺也陪他趴在滑板上，一起玩接龍，讓佑佑在重複、看似枯躁的訓練中，覺得很有趣，也不以為苦。如此全家配合協助，而佑佑也非常能接受。如今，佑佑已能上台向學弟妹演講「弱勢者如何學習」，獲得全國身障桌球比賽第一名，騎乘很少人會的獨輪車，還會日本劍道。

上述只是在說明佑佑目前之成果，非常令我們欣慰。至今佑佑一直是非常努力、非常辛苦地在學習，因為他需要用比一般人多三倍，甚至五倍以上的時間，方能學成；若非佑佑有超人的耐心、毅力及永春文教基金會正確之訓練方法奠定基礎，恐永遠無法達成目前之成果。

永春文教基金會在1989年成立，從事促進好動分心和學習障礙孩童福祉之各項學術研究及運動訓練之推廣。鄭醫師所引進、改良之感統運動訓練，可由家長陪伴孩子在家做滑板三項運動——推球、交換球、手走路；鄭醫師認定感覺統合的效果是從此種運動而來，不能偏廢；亦認為這不是每星期三十分鐘一次的肢動訓練可比擬的。

2006年，鄭醫師與台北榮總合作，以科學「功能性磁振造影」之方法驗證，顯示密集感覺運動訓練對注意力缺陷過動症學童的療效，不僅可完全改善好動、衝動和注意力不足的問題，也可調整感覺統合失常的前庭反應不足（前庭平衡器官在大腦形成的形象和影響很模糊）、觸覺防禦（額葉皮質感覺敏銳且控制困難）、兒童運用障礙（本體感受動覺和前庭平衡器官在大腦形成的身體形象模糊不清，引起五官協調笨拙，特別是手眼協調不靈巧，讀寫困難）、視覺空間形狀感覺失常（原理同運用障礙，加上大腦視覺皮質協調的不靈巧）、和重力不安全症。

鄭醫師畢生研究驗證，將其寶貴之各種研究資料，以簡單淺易之文字編著成本書，值得家長、特教界、體育界及復健醫師、職能和復健治療師之參考守則。

財團法人台灣經濟科技發展研究院
教育經濟暨特殊教育經濟研究院區
院長 黃國藏 敬題

推薦序二

爲愛，點燃一盞燈

1984年我從美國學成歸國，在劍潭國小的「學習障礙」研討會中，第一次見到鄭信雄醫師，只見他親自熱心的為家長解說孩子的評量結果，後來才知道他是「感覺統合治療」的專家，教育局聘請他合作關於學習障礙學生，感覺統合治療的專案。由於我們是同行，之後常有機會一起開會，同時也拜讀了他的研究報告，對鄭醫師在學障領域的專業深感佩服。1989年「財團法人台北市永春文教基金會」成立，鄭醫師邀請我擔任基金會無給職董事，其實基金會所有經費都由鄭醫師獨立出資；同年他出版了《如何幫助學習困難的孩子》專書，1990年出版《突破孩童學習障礙》，1991年再發行《如何幫助情緒困擾的孩子》，這三本書一刷再刷，成為學障學生的家長、老師必讀之書。1990年他和李月卿主任合著「兒童發展檢核表」；1996年再度和李月卿主任合著「幼兒感覺發展檢核表」，均成為兒童學習診斷倚重之資訊來源。

學習障礙者起因於腦神經生理功能異常，是一種終身性的障礙，且具有多樣性的特質。它大多屬隱性障礙，較無外顯特徵，加上大眾對此等隱性障礙不瞭解，使得這類孩子不管求學或將來的求職，都遭受許多挫折。有鑑於此，永春文教基金會的老師們，在鄭醫師及袁執行長的帶領下，三十年來一本初衷，為致力改善學習障礙者的內耳前庭平衡器官、筋肉關節動覺、觸覺防禦、視覺、聽覺、及嗅覺等的控制訓練努力著：多年來每次到基金會開會，看到鄭醫師和袁智麗執行長賢伉儷為學習障礙孩子所付出的心力與精神，令人打從心底佩服。以他們的能力及財力，可以不必這麼辛苦的經營這個感覺統合治療中心，但是迄今為止，他們仍然如此無悔的付出，實在不容易。「付出才會傑出」，欣聞鄭醫師即將把這些年，有詳細紀錄經過感覺統合治療或訓練的學生作統計分析，或電話追蹤改善的實例，配合「感統運動訓練原理」、評估及訓練方式等集結成為《感統運動訓練手冊》，正式出版。相信本書可提供家長儘早發現孩子的問題，早期治療、早期訓練、抓住孩子學習的關鍵期，對孩子感覺統合功能的改善，會有很大的幫助。

本人在教育界多年，每每看到特殊學生的父母為孩子所付出的用心，令人動容。人生本來就有一些無可奈何的遺憾，人盡了力量，事情還是不行，挫折可想而知。但是這些父母真誠面對，就會開拓出一些能量、一些空間。生命是一份來自上天的特殊禮物，每一個都是獨一無二，永遠值得我們好好珍惜。人最可貴的是有一顆謙卑願意疼惜的心，讓我們以尊重、鼓勵、瞭解、珍惜、保密的心態來給予與領受，生命沒有過渡、不能等待，任何一個孩子都是父母丟不掉、捨不得的寶貝，縱使他有一點狀況，能為他做一點事，給他一點溫暖、一點協助，讓他靠著你的肩膀，這絕對是幸福感的來源；而我們旁邊的人，只要你願意放慢一點、讓心靈喘口氣，體貼一點、多對別人好一點，你就可以發現心靈的桃花源。當我接到鄭醫師的電話，邀請我為這本新書寫推薦文，我的心裡是很樂意的，因為這本書猶如鄭醫師多年來對學習障礙者的愛，為愛，點燃一盞燈……希望有「它」，學障者的教育看透也點透。

台北市立景美女子高級中學
校長 林麗華 敬題

作者序

筆者自1983年參觀和引進美國南加大愛爾絲博士的感覺統合運動訓練，於1989年成立永春文教基金會，從事促進好動分心和學習障礙孩童福祉之各項學術研究及運動訓練之推廣。前五年在台北市士林區劍潭國小做訓練和研究，在當時台北市教育局毛連塭局長動用局裡第二預金支持下，在校內由周秀美輔導老師主導，購買運動器具，在職能和復健治療師的帶領下，每週六做一次有適應欠佳學童的感統治療。開始時，治療師和家長們都非常熱心。一年後由於局裡費用不足，加上治療師常因開會和私事請假，導致療效不張。因此應家長的要求，開放給家長在每天早上上課前四十分鐘，帶孩童做斜坡上下滑板運動和在走廊上打球戰，兩個星期內，所有家長都感覺到好動分心的學童轉成專注和靈巧的效果，建立了「不要很深的理論原理，由家長陪伴做密集感統運動訓練，就可達到很好的學校教室秩序」之基礎。

1984年報告中，我們就對台北市教育局提出：如何協助被處罰的孩童，和「心理生理因素的比率（治療敏感好動或笨拙暴躁學童的成敗關鍵）」。1985年筆者和周秀美老師對台北市教育局的報告——〈學障和情困學童的腦神經生理違常的分析〉，在導師推介問題學童人數中，行為和情緒有腦神經生理違和問題的占70%；同時也提出學童學習和情緒障礙家長諮詢經驗報告及團體諮商的建議。1985年底，特殊教育年會中宣讀筆者、李月卿、周秀美、蔡政�等有對照組的論文〈感覺統合密集治療效果評估〉，其中有提到視標眼追蹤的研究工具和檢查方法，老師家長評估國語、算術和情緒的評估都達到有意義的改善（$P < 0.01$）。1986年，神經精神科醫學年會宣讀筆者和李月卿論文〈學童頭暈眼澀和不喜閱讀的研究〉；筆者在《張老師月刊》發表〈自閉症治療的初步經驗〉。1987年在師院實小自閉症研討會上，筆者宣讀論文〈自閉症孩童治療的研究〉，介紹五個自閉症家長協助成功的個案；同年在中華民國心理衛生學會五十週年年會發表並宣讀論文〈拒絕上學和學校恐懼症的生理基礎——神經生理上感覺統合失常〉。1988年筆者和李月卿發表〈兒童感覺統合發展常模、心理生理失常的比率、治療心緒行為的新方向〉；同年發表《如何幫助學習困難的孩子》一書，不少學校引用為教科書，持續出版再刷約十年。

1990年在王振德教授指導和編審下，和李月卿一同發表《兒童感覺發展檢核表實施手冊》，成為國民小學特殊教育叢書（32），由台北市立師範學院特殊教育中心印行，成為單行本，並在國民小學教導團研習會中，合併診斷磁片發給與會老師；同年出版《突破孩童學習障礙》一書。1993年受邀編寫尖端教學法——感覺統合訓練，由筆者和袁智麗執筆，台北市教師研習會編印。1995年，在中華民國特殊教育年會中刊出，筆者和葉莉薇「兒童感覺統合失常盛行率與學業欠佳和情緒困擾的相關研究」。1996年和李月卿合編全省常模的〈幼兒感覺發展檢核表〉。1998年在《特教季刊》刊出筆者的〈學校推廣感覺統合訓練的經驗〉。2000年出版Dimethylglycine（二甲基甘安酸DMG）對自閉症孩童的雙盲對照變異分析療效探析。2006年，18th_ASIA CONFERENCE ON MENTAL RETARDATION在台北圓山飯店舉行，筆者宣讀大橋國小學障情困、雙盲交義變異分析論文〈Therapeutic Efficacy of Sensory-Motor Integration Training to Students with Learning Disabilities and Emotional Difficulties〉。

以上是介紹二十年來，對感覺統合訓練、療效和研究技巧的探析。1996年立法院通過明定感覺統合治療是醫療項目，只能由取得職能治療師證照之人員才能施行。但我們早已修正為密集式感覺運動統合訓練，簡稱為感統運動訓練，由家長陪伴在家做三項運動——推球、交換球、手走路；我們認定感覺統合的效果是從運動而來，不能偏廢；這不是每星期三十分鐘一次的知動訓練可比擬的。

2006年底，我們在《特教季刊》出版〈功能性磁振造影顯示感覺運動訓練對注意力缺陷過動症學童的療效〉，由筆者和葉子成醫師等做雙盲對照組和襯托組的研究合作成功，使用的圖是3D立體圖，證明密集感覺運動統合訓練的成就，已把蒼白不足的額葉皮質的關聯神經通道，改進到豐足和精緻的神經通道；在家長配合下，透過三個月感統運動訓練，把學童嚴重分心、敏感暴躁、協調笨拙、無組織執行能力，改善到專注、情緒穩重、眼手協調靈巧和富於組織執行能力。2009年在Alternative Medicine Research 1(3)，筆者和葉子成發表「Therapeutic Effect of Intensive Sensory-Motor Integration (SMI) Trainings in Children with ADHD: Behavior and fMRI studies」，使用的圖是2D平面圖。

由於2006年功能性磁振造影顯示密集感覺運動訓練對注意力缺陷過動症學童的療效，我們逐漸瞭解到密集式感統運動訓練，已不是當時愛爾絲所想，以腦幹和原始腦底層次的處理為中心的學說，而是以最高層次額葉皮質上理性大腦為中心的統整訓練，不僅可完全改善好動、衝動和注意力不足的問題，也可改進最基本感統運動失常的前庭反應不足（前庭平衡器官在大腦形成的形象和影響很模糊）、觸覺防禦（額葉皮質感覺敏銳且控制困難）、兒童運用障礙（本體感受動覺和前庭平衡器官在大腦形成的身體形象模糊不清，引起五官協調笨拙，特別是手眼協調不靈巧，讀寫困難）、視覺空間形狀感覺失常（原理同運用障礙，加上大腦視覺皮質協調的不靈巧）、和重力不安全症（原理同上——本體感受動覺和前庭平衡器官在大腦皮質的身體形象協調不靈巧或笨拙）。

我們的評估還加上兩項：(1)感冒或潛伏感染的火氣大，本來已改善的症狀、開學後或流感期間突然惡化，家長怎麼辦？(2)家長和孩童間糾正和奮戰不停，孩童的自尊心和自信心非常低落，甚至積極或消極不合作、逃避或講謊話，家長怎麼辦？這是大腦生理上過度敏感和笨拙引起，加上長輩間的有形和無形施壓無法做到的事所致。因此我們很重視對家長的輔導。每一個從感統運動訓練結束的小朋友，家長經過輔導後，都恢復孩童的自尊心和自信心，才能在學校和社會上競爭，內向的個性也變成積極的氣質。

也因此我們不再以愛爾絲的內在驅策力（Inner drive）為訓練或使用工具的方法和目標。我們以最能引起本體感受動覺和前庭平衡器官在大腦後額葉皮質的身體形象從模糊、進步到最精細協調和最靈巧，以及前額葉有豐富充分的皮質關聯神經通道為目標，從蒼白不足的敏感且控制困難，改善到豐富充足而不再有控制行為和情緒的困難。採用漸進式的增加俯臥伸張式的推球、交換球和手走路；有時再加點俯臥滑板上的原地施轉和翻筋斗。感統運動訓練讓本體感受動覺、和前庭平衡器官等在大腦額葉皮質建立豐富的關聯神經通道和靈巧協調的身體形象，加上家長教養技巧的修正與引導（將有獨立章節完整說明），讓孩子自動做出很正確的姿勢和理性大腦控制的心緒和行為，並且有合宜的言行舉止，進而邁向成功之路。

本書的出版要歸功於故毛連塭董事長，一再地希望能讓家長帶動孩童做感統運動，改善好動分心和欠佳行為，以及學習障礙等問題，普及到全台灣、全中國和全世界。現任執行長袁麗智老師、林麗華校長、李月卿主任、陳綠萍校長，和黃國藏教授無限的鼓勵，加上本基金會同仁孔雅慧主任、張裴容總幹事、和張芠馨老師的通力協助，才得以完成。

謹此致謝

鄭信雄

目　錄

第一章　就在你我日常生活的實例

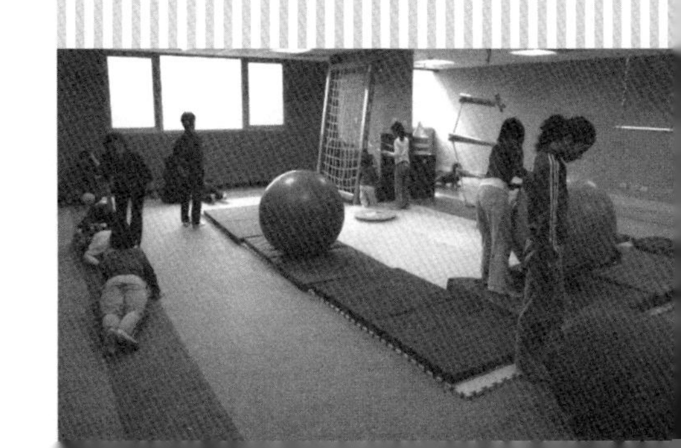

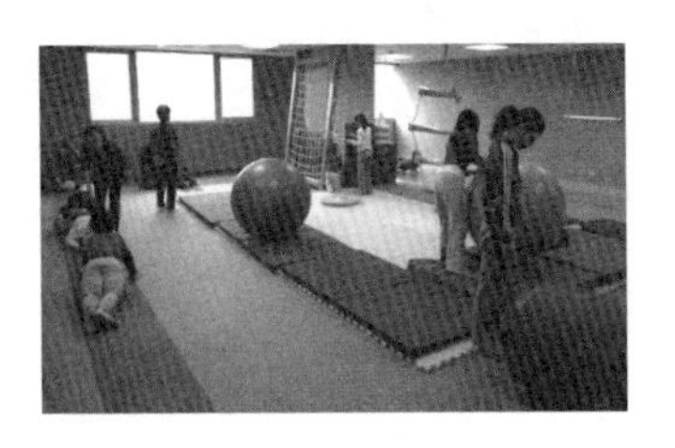

1-1　小一功課差，嚴重分心衝動的進步

鄭信雄

孩子的問題及原因

小紫（化名）是國小一年級女生，上幼稚園大班時才發現問題很多；在某著名醫院接受智力測驗，得分在80左右。曾參加某心智科的心理諮商，不見效果；後來接受安親班老師的建議，至基金會進行感統發展生理評估和密集式感統運動訓練。家長的教育程度是高中職，爸爸是工程師，媽媽是家庭主婦，屬於晚婚族。媽媽寫得一手漂亮的字，形容小紫的情況：寫功課嚴重好動分心和寫得慢、非常固執、情緒衝動用哭的，一年級下學期考試成績墊尾，介在50～80分。不會收拾東西，對自己的事情不在意。導師評估小紫有嚴重抑制困難的說不停、喜歡插嘴、激動衝動、容易有挫折感和人際關係不佳；明顯不專心，聽寫或聽從指示有困難、手眼不

協調、閱讀或抄寫常漏行漏字或漏注音，眼睛飄渺不定和常左顧右盼，因此算術列式子有困難；容易跌倒、上課搗亂、桌子書包總是亂成一團、做勞作時很笨拙；老師則覺得小紫太過於自我，又自以爲是，不注意別人的感受。

評估結論、訓練方向和估計的訓練時間

從媽媽勾選的愛爾絲（Ayres）感統運動發展量表和好動分心的態度量表電腦評估，加上母親和導師形容的失常諸項目，以及小紫在評估現場呈現旋轉、走動不停、分心、無所謂來此評估目的等現象，整體結論是：小紫有感統運動的過度敏感和嚴重不靈巧，特別是感覺敏銳、生理控制困難（Dis-inhibition）的程度更嚴重，感覺和運動間的協調很差，造成功課和情緒上適應學校生活很困難。

從大腦的潛在能力來看，小紫在非語言的抽象和推理智商測驗（TONI-2）的得分是95，百分位值是37%；代表小紫的學習能力是在常態範圍，值得好好訓練。

透過功能性磁振造影圖可以瞭解，(1)小紫大腦中掌管理性情緒、專注力和眼球平順追蹤的前額葉腦神經通道，非常不充足和蒼白；(2)額葉後端軀體區的腦內身體形象非常模

糊，是手眼協調、和手耳聽力的接受和轉換，上課聽講、交友、寫家庭作業，都非常不靈巧的原因。

訓練過程和進步情形

小紫在一年級上學期期末起，每週兩次至基金會進行感統運動訓練，媽媽也在家裡每天試帶三種運動。第一週，小紫手眼協調較差，眼睛不看球，在交換球時接不到球；滑行板斜坡下滑較吃力，速度加快後，卻不會伸手保護自己。第二週起，喜歡滑板運動，主動要求多做一些，但推球時仍容易被球打到臉。第三週起，喜歡競賽的感覺，配合遊戲表現積極，最近三週來都沒有固執、或情緒衝動哭泣的現象。到滿一個月時，因在家中做很少，交換球稍有進步，但手眼協調已有初步改善，也會伸手保護自己；對很多事開始充滿好奇，表達很清晰；提醒能接受並遵守，也會幫忙收拾散落的東西。

第六～八週，由於體力提升不少，漸漸可以完成指定的次數，推球和交換球的接球技巧進步很多。進行至三～五個月的訓練，在交換球方面，用躲避球及籃球交叉運用，有時會要求學高階交換球方式來做，但不持久；在家中開始能主動運動，但數量較少。五個月中，小紫會留意其他同學的動作，體力較差時仍堅持用籃球，也可以接得不錯。反應在學業上的進步如下——在校抄寫黑板完整許多；會想認識其他同學，並主動聊天。這些進步代表密集式感統運動訓練已逐漸改善小紫的專注力、情緒的主控（前額葉）、手眼精緻協調（軀體區）。

認知心理學的訓練原則

暑假二個月密集班的訓練中，小紫做推球和交換球都達500下後，開始會體諒速度較慢的同學，壓到同學的手會道歉，也學會原諒別人的粗心；配合度愈來愈好，能接受陌生的老師帶領，也可自己決定運動的順序。但仍有好幾次容易被外界人、事、物吸引而分心。訓練師指導她在心裡對自己說：「知道旁邊有事無需轉頭，或者看看後若無重大／危險情況，馬上回頭持續上課。」對於有時無法忍受別人的言語刺激，要現在變得比較靈巧有彈性的小紫自我提醒：「應提高自己的心胸氣度，對別人的不禮貌別太介意。」不但要在心中默念，也練習對家人或同學說出，每天講三次，連講三天，學會接納自己的敏感或衝動；保持平靜和不瞪眼的觀察，表示自己能平心靜氣、眞正克服「敏感、衝動和分心」。運用認知心理學的訓練原則來改善小紫的敏感、分心、衝動、原本歸罪別人的習慣，這是提高小紫自動提醒和鼓舞自己的最高努力目標，也是感統運動成就的最高層次。

九月新學期開學後一個月的會談，媽媽提到小紫：(1)學會不要發脾氣，控制自己的情緒；(2)學校功課都能完成；(3)平常考都能在90分以上；(4)會幫忙做一些家事；(5)專注力和人際關係還要努力。非語言智力測驗（TONI-2）從95進步至118，百分位值也提高到88%，顯示小紫大腦的眞正潛在能力。若家長能持續感統運動訓練，並配合認知心理學的訓練原則，小紫的分心和衝動的改善，指日可待。

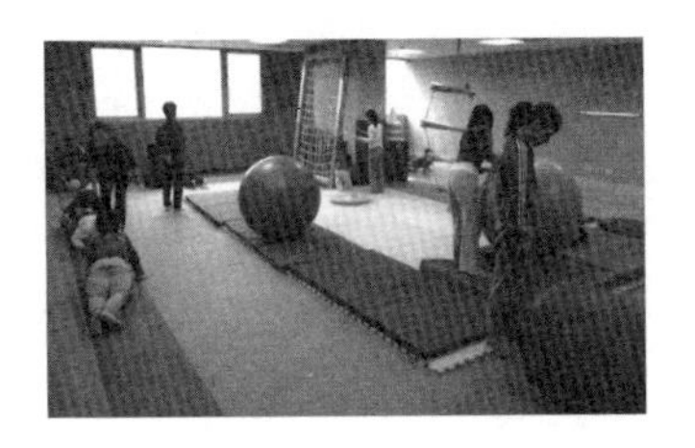

1-2　聰明分心衝動、手眼協調笨拙

張艾馨

學童眞實模樣及評估結果

小南（化名）是八歲大的二年級小男生。媽媽在評估時表示他是個好動、易分心、情緒激動的孩子；很懶惰，在家不願幫忙做家事；因爲動作很慢和分心玩耍，常常每天要花三、四小時寫功課。在學校時，容易和同學起爭執。學業成績爲國語90分、數學85分、英語90分。

學校導師透過〈教師量表〉勾選出小南容易話多、說不停；衝動、容易激動；喜歡插嘴；容易分心，不專心，坐著動不停或上課左顧右盼。

母親根據小南的情況所勾選感統運動發展量表結果，與台北市市區和郊區17所國小抽樣常模共1,819位學童的比較，顯示小南有——眼耳嘴唇和全身肌膚神經過度敏感，和抑制困難的失常，引起分心、專注力困難，而有情緒敏感衝動、手腳和口語暴力現象（如打架、等候排隊有困難）。這是感覺統合失常症狀之「觸覺防禦」現象，其基本原理是五官感覺過度敏銳，腦神經生理上有抑制困難（Ayres原始稱之爲Dis-inhibition）。

小南施測「非語文的抽象推理智商檢測（TONI-2）」，所測得之商數結果超過136，代表小南有很高的潛在能力。但因爲情緒管理（EQ）和手眼協調不靈巧，眼睛飄渺不定，不能專注，造成小南在校成績落在全班中後半段。

暑期二個月密集訓練的過程及進步

第一週：推球數量爲300下、交換球100下、手走路爲300下，雖然體力較弱，但配合度高；第二週：運動數量開始增加，與同伴的互動變多，雖然會抑制自己說話的音量，但仍話多且容易分心；第三週：會想用碰觸的方式，與他人互動。經過溝通後，仍可改善。顯然，小南對觸覺感受的統合有進步，但還是有點敏感，其神經生理抑制能力仍不足，才會以觸覺的方式，來探索事物。到了第六～八週：推球和手走路的數量已增加爲500下。另外，家長在家皆有持續帶領小南進行感統運動訓練。

二個月的密集式訓練後，小南開始對於完成事情有積極度，並能遵守班規。媽媽也觀察到孩子的注意力變長，學會控制情緒，較能聽從長輩的話。開學後，學校導師也表示小南比較能遵從指示，抄寫能力進步很多；對於計劃的臨時變動較能接受；與同學的人際關係也獲得改善。

但是媽媽與學校導師仍觀察到小南很容易受到聲響而有分心的情況；雖較能控制情緒，生氣的頻率仍多。顯然，小南雖有進步，但前庭系統反應還需要多一點時間來獲得改善。

開學後中斷訓練，進步無法持續

開學一個月，經電話追蹤得知，小南自從功課量變多，家長恢復用較嚴格的方式帶領與催促，造成在家運動訓練無法持續；學校導師也反應小南開始出現上課不專心的狀況，小動作也不斷；小南自己也認為停止運動訓練後，專心度有點變差，寫功課變慢。雖然目前小南的情緒管理（EQ）確實有進步，但是開學後，小南中斷在家的感統運動訓練，家長也無法修正引導方式，讓小南空有潛在高智商，卻無法充分運用逐步建立日後成就事業或管理高層次的組織能力及執行力，實爲可惜。

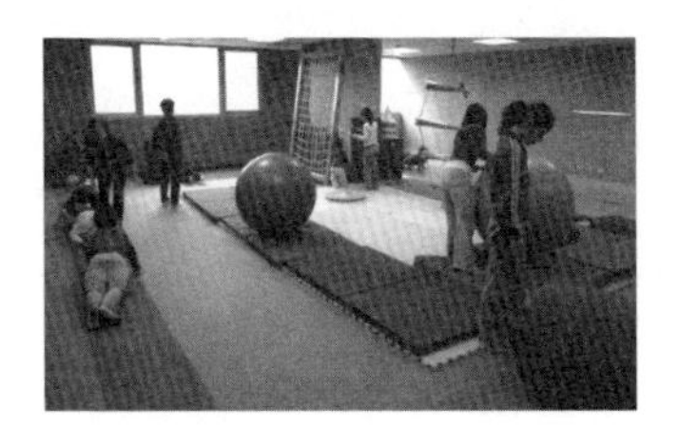

1-3　拒學恐懼症根本在感統觸覺防禦

孔雅慧

個案情形

曉華（化名）是一個五歲半的大班男孩，適應幼稚園生活有困難，無法入學和跟同伴玩。媽媽描述他的徵狀：(1)有嚴重的分離焦慮，一旦面臨分離，會伴隨腹痛等生理反應；(2)易記仇，用大吼大叫方式表達憤怒；易焦慮，常擔心未發生的事；(3)無法自行閱讀，親子共讀時，手會東摸西摸，摺書頁；(4)每天生氣哭鬧頻率5～10次；(5)不耐等待，面對空白時間會焦慮、慌張。

從媽媽的描述和感統訓練師的觀察中，可以看到孩子掌理身體五官的腦前額葉發育敏感不成熟，有嚴重腦神經生理上的敏感和抑制困難；此類感統失常現象叫做「觸覺防禦」，嚴重者甚至會造成人際互動困難、遇到人多的場合便會想要逃避的恐懼症狀。其眞正的原由就是因爲眼睛、耳朵、嗅覺、味覺和全身皮膚防禦性觸覺的過度敏感，腦神經又無法調節抑制，享受上學的樂趣，而產生的拒學或學校恐懼症的情形。

透過「非語文抽象推理能力測驗（TONI 2）」，測出曉華抽象推理能力大於136，從觸覺防禦的本質來看，曉華情緒管理（EQ）的分心、衝動喊叫和拒絕上學，跟抽象推理能力大於136的潛在能力有明顯落差，而無法達到學習應有的效果，甚至無法愉快自在地生活；若持續如此，成年後會有就業、人際的困難，或自覺聰明無法發揮而有懷才不遇之感。但如果接受三～六個月感統運動訓練，到感官不再過度敏感和畏縮，可以自在上學及和他人互動後，配合家長的引導，曉華在學業和長大後事業上會具有高度成就或競爭的潛在能力傾向。

分離焦慮、各種恐懼症等眞正背後原因——是感統失常的「觸覺防禦」

從精神科和心理學觀點，認爲肚子痛或和母親分不開等不上學理由爲分離焦慮；從感統評估可看到更多的症狀，分離焦慮只是「觸覺防禦」中的部分現象，不是原因。心理學上的減敏治療法，其實無法根本解決問題的核心。觸覺防禦的過度敏感和畏縮，若沒治好，往往會有「別人都在看我、在談論我或評論我……」，有點關係妄想的味道，最後待在家裡無法上班。其實這不是脫離現實的精神病，只是嚴重敏感且「抑制困難」自我防禦的聯想。只要每天進行感統運動訓練，三～六週就可初步看到感官不再敏感和畏縮，可以上班及和跟別人互動。三～六個月後，則可看到積極的生活態度。

孩子的進步——密集感統訓練兩個月看到滿意的進步，但三～六個月加上家長配合是必須的

曉華媽媽是國中老師，經過評估師的解釋，瞭解孩子是因為感覺運動統合失常導致情緒和學習上的困難後，母親很快的就決定要認真配合。暑假時除一週四天到機構上課外，在家也很認真的陪孩子做三項運動。第一個月後，媽媽就觀察到孩子分離焦慮明顯降低，會主動進入感統教室，情緒較穩定、能主動關心其他人；三個月後，孩子從原本較怯懦的個性變得勇敢，遇到困難時較不會有腹痛；情緒來時，大吼大叫的時間持續縮短，喜歡找朋友，幫助別人的頻率增加，

等待的過程比較有耐心，睡眠品質和量有改善，整體情緒也開心許多。

經過暑假密集班的訓練，因爲孩子持續進步，媽媽便試著讓孩子回到學校，先上半天課，再慢慢延長爲全天；透過幼稚園老師的觀察，除了仍有插嘴（代表抑制衝動及同理心尚未全改善）外，其他適應狀況都很不錯。到了第六個月，因爲孩子感冒，其行爲表現及體力有退步的現象。通常孩子的表現如果突然急遽下降，經檢查都是因爲後頸第一頸神經根發炎所造成的；孩子會覺得睡不好、情緒起伏大、無法控制自己的行爲，等過幾天身體免疫力提升後，就會改善。媽媽能夠接受並體諒孩子的情況，除刻意忽略某些失常，仍繼續執行感統訓練運動計畫（母親可依孩子的體能狀況增減運動數量）。透過一系列的頸背收縮運動，達到對前庭系統激興與抑制的調節，作用到理性大腦前額葉和軀體區的腦神經通道。慢慢地我們觀察到曉華開始變得活潑，會主動找別人玩，對於陌生的環境及狀況也比較不害怕。媽媽覺得曉華像是開竅了，變成一個活潑開心的孩子。密集式感統運動訓練達到腦神經通道的打通，而且是長久的增加，讓孩子達到專注、情緒穩定及眼手協調靈巧的整體改善。

未來展望——能不能出類拔萃？父母如何觀察和鼓舞／尋求學校輔導室的協助

由於曉華測出「非語文抽象推理能力測驗（TONI 2）」能力大於136，感統訓練師也建議家長：持續觀察孩子在讀寫及課業上是否都能適應良好，等孩子上小學後，也可以請輔導室協助進行魏氏智力測驗，確定有資優傾向後，家長可給予適量之加深加廣的自我教育學習：鼓勵孩子對有興趣的題目，從自修和找答案中得到樂趣，並逐步擴展孩子的學習自修和承擔責任跟執行的能力，讓孩子確實達到聰明和情緒發展（EQ）相匹配的情形。

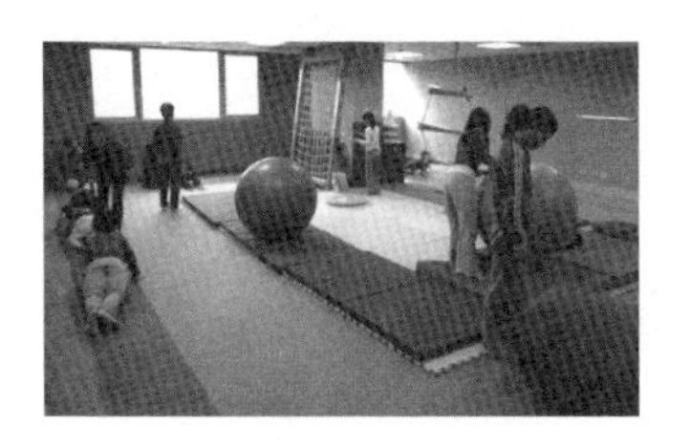

1-4　智商臨界、衝動分心、學障的進步

鄭信雄

關於個案

九歲的小學四年級男童小昇（化名），從小脾氣固執、容易激動生氣，一生起氣來時間長，難以冷靜，爸媽都拿他沒輒。小昇對他人的碰觸特別敏感，不會區分他人的碰觸是不小心還是故意的，直覺就是馬上還手，特別在排隊較為擁擠的時候，會顯得煩躁、焦慮不安，但卻喜歡捱靠在媽媽身上，睡覺時也要抱著棉被或玩偶才能安然入睡。此外，小昇有口吃現象，描述事件語句不流暢，還有嚴重的偏食。小昇在學習上也有困難，容易分心，不能專注，尤其討厭寫國字，上課總是拒絕抄寫。做勞作較笨拙，使用工具時不順手，面對上台等陌生環境則顯得害怕、畏縮。小昇在校成績國語約60分，數學、社會、自然皆有80分以上，雖已學到大

部分的課程，程度上卻屬於班上後段。

班級導師提到小昇只要自己認爲同學說他不好、或是覺得自己遭受到不公平對待時，就會出手打同學，玩遊戲時常破壞規則，玩輸了就翻臉、大哭，所以同學們都不太願意和他一起玩，在班上他也只願意和少數同學交談。

小昇三年級暑假前，媽媽參加了教育部主辦、國立台北教育大學協辦，由基金會創辦人主講的「密集式感覺運動統合訓練對注意力缺陷過動症孩童的療效」研習後，決定帶孩子進行感覺運動統合發展評估，必要時則接受訓練。

評估結果嚴重的「觸覺防禦」和「發育期運用障礙」

依據小昇媽媽描述及勾選六十題由南加大愛爾絲（Ayres）博士原創感覺運動發展量表的行爲表現評估，加上學校導師的觀察，顯示他有嚴重的「觸覺防禦」和兒童「發育期運用障礙」。這表示小昇的保護性「防禦性觸覺」過於旺盛敏感，有腦神經生理抑制上的嚴重困難，跟一般人精緻區分能力的「識別性觸覺」（如讀書寫字、或創造文明的功能）無法保持適當的平衡；這也是小昇讀書做事有困難和嘴巴不靈巧的「運用障礙」，在大腦前額葉後面身體形象很模糊有密切的關係。

小昇在好動分心、手眼協調不靈巧的情形下，其「非語言抽象推理智商檢測（TONI 2）」的表現為87，屬臨界智商。根據臨床經驗，智商不足的學童，治療訓練的結果較不理想，值得注意與觀察。

訓練成效一點一點展現

小昇開始接受感統運動訓練的同時，媽媽也在家每天帶動小昇運動。一個禮拜後，媽媽感覺他寫字變得比較漂亮，體力也有進步，但小昇對於同學靠近他還是會有很大的情緒反應，且不滿的情緒持續了一段時間。一個半月後，訓練師觀察到小昇對於同學靠近的反應較以往的小，媽媽也發現小昇發脾氣的頻率減少，即使生氣時也能較快冷靜，偏食習慣也有改善（原本都不吃麵包，最近願意接受），而且寫文章時篇幅增多，願意書寫較多的字數。新學期上課一個月後，學校老師評估表示小昇在字句的表達上變得較流暢，開始和更多同學交談，願意跟上進度配合抄寫，上課的專心度增加。

經過三個月密集式感統運動訓練，小昇在第二次非語言抽象推理智商檢測（TONI 2）的分數從原本87提高到103（百分位值由19%進步至58%），這是專注和靈巧改善後，呈現出小昇原本潛在的發展分數，已跟一般孩子沒有差別。在校段考成績爲自然89分、數學86分、社會95分、國語56分。各科成績皆有所進步，唯獨國語成績仍落後，這與小昇生理上的困難相匹配，需要長一點的時間來調整。但從寫文章篇幅增多、寫字變漂亮等現象顯示，小昇已經慢慢在進步。

家長先調整才能引領孩子進步

在整體訓練期間裡，同時也需要父母在家帶動孩子，因此父母的配合度與教養方式是非常的重要。小昇的媽媽在訓練期間也開始學習不斷調整自己教養方式，在孩子狀態不佳、不願配合時，媽媽改變以往強硬指導的態度，在衝突發生或討價還價時先離開現場，讓孩子冷靜、有空間思考，隔天再討論、傾聽孩子的想法。孩子體會到家長的接納態度後，會更用心改變自己。

近況追蹤

小昇遇到挫折仍會稍許激動，偶爾還會用發脾氣或哭泣的方式來表達情緒，較不會用溝通的方式表達自己的感覺，還是喜歡賴在親人身上，對陌生環境感到害怕，講話小聲，可見其敏感度還是存在，除了要持續感統運動訓練外，鼓勵他在生活中多表達自己的感受，建立自信。父母可聘請家教對小昇施予國語科的補救教學，課餘時間讓他學習使用電腦打字寫作文、心得或是規劃戶外教學的企畫書，提早訓練將來成爲小單位主管或更高階經理人的管理領導能力，並以此爲努力的目標。

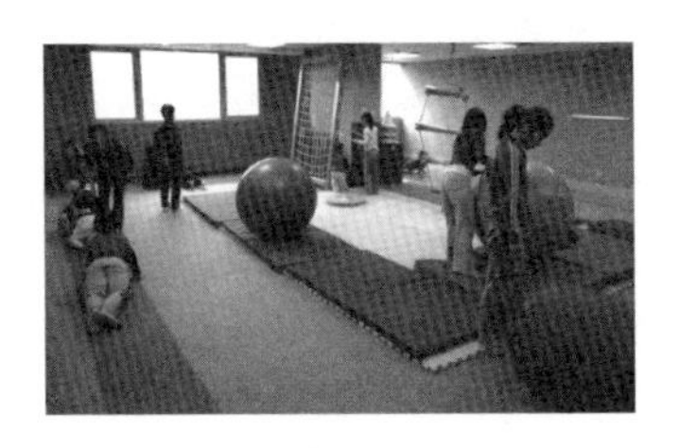

1-5　水腦症孩童感統可進步

鄭信雄

早產患有水腦症的女童

現年五歲就讀幼稚園大班的小蘋（化名），在未滿八個月時剖腹，出生時體重過輕，只有1,280公克，由於腦部血管發育不成熟，導致腦室內出血，而引發水腦症。小蘋另有一個異卵龍鳳雙胞胎的弟弟，健康狀況良好。

小蘋走路時動作明顯緩慢，無法自行上下樓梯、上廁所、穿脫鞋物及衣服都需要他人的協助；不愛與同年齡的小孩互動，且有容易分心、注意力無法專注的情形。從老師觀察得知小蘋在幼稚園裡操作工具（例如：剪刀）有困難，害怕爬高的活動，玩拼圖及走迷宮的能力上比同齡幼童差，有發展遲緩的現象，這些情形讓媽媽很擔心。

進行第一次感統生理評估時，小蘋看起來有些虛弱，雙眼無神，媽媽表示孩子正在感冒，且遺傳到爸爸氣喘的毛病。行動確實十分緩慢，但口語表達流利，很會講話，媽媽也表示她在學習上（注音符號）跟得上同齡孩童，且回家會主動要求練習，顯示小蘋的語言才智並不差。

根據媽媽描述的小蘋徵狀，及勾選六十題由南加大愛爾絲（Ayres）博士感統運動發展量表的行爲表現評估，加上學校導師的觀察結果，顯示小蘋有「前庭平衡和大腦雙側分化」、「觸覺防禦」和兒童「發育期運用障礙」、「視覺空間與形狀感覺」失常及「懼高症」等問題，整體的感覺統合屬嚴重失常。

好動分心、感覺敏感衝動和笨手笨腳的關係

「前庭平衡和大腦雙側分化」失常是由（內耳和腦幹平衡機構）前庭反應不足或不靈巧所引起的。前庭系統掌理身軀手腳和動眼筋肉的張力，如果動眼肌肉笨拙或眼球轉動不平順，會導致在閱讀時跳行跳字，無法享受閱讀的樂趣。而身軀手腳肌肉張力的不均勻，是手腳笨拙和運動不靈巧的重要因素。小蘋即有雙手雙腳配合的動作常顯笨拙、不能協調，容易跌跤，不會保護自己等現象。

小蘋上課常左顧右盼、容易分心、不能專注；對衣服的布料敏感且挑剔，遊戲中或玩玩具時，常擔心別人從後方逼近而感到不舒服。這是由於防禦性觸覺和其他感覺過度敏感的「觸覺防禦」、腦神經抑制困難所引起的。

「發育期運用障礙」的現象跟識別性觸覺不夠發達有密切的關係，導致腦中身體和四肢的身體形象很模糊，小蘋所表現出的樣樣比同齡孩子不靈巧，像是無法駕馭身軀手腳遊玩，特別是穿衣服和吃飯的動作都很慢。

而「懼高症」是因為大腦對前庭的輸入感覺過分敏銳，而引起怕高、害怕上下樓梯、打滾與打鬥遊戲。因為感到害怕，都不想活動，交互影響下，顯得更不靈巧。

口 語才智、抽象推理智商為正常程度，但眼手協調不良導致畫人測驗成績低下

從畫人測驗（draw a person test）中，發現小蘋握筆力氣小、運筆控制差，畫直線有困難，雖然畫得出肢體，頭、身體、腳，雙手等部位，但完成的人像十分簡陋不精細，雙手則長在頭的左右兩側（如圖1）。根據畫人測驗評分方式，小蘋得4分，對照常模結果年齡為三歲五個月，IQ成績為56。

另外，小蘋在「非語言抽象推理智商檢測（TONI 2）」的得分成績為97，百分位為42。這個結果屬於一般正常的程度。小蘋的異卵雙胞胎弟弟也接受施測，所得成績與小蘋相同，顯示小蘋確實擁有不錯的聰明才智。畫人測驗中所得的低分，實為受限於小蘋生理上的困難及手眼不協調所導致而成。

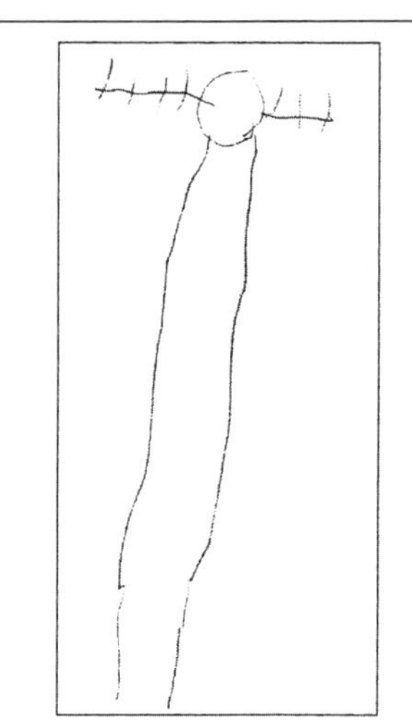

圖1　小蘋第一次評估時所做的畫人測驗

訓練觀察

第一次上課時，小蘋的體力較差、肌張力偏低，手走路時雙手撐不太起來，掉下去的次數頻繁，滑板時會害怕從斜坡滑下去，必須要訓練師幫忙用手扶著背及滑板才敢往下滑；小肌肉無力，手指轉動計數器都有困難。脾氣感覺起來不是很好，常以命

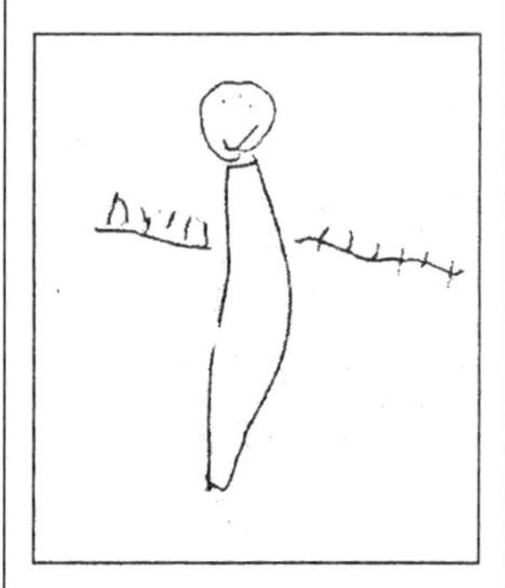

圖2　三個月後小蘋所做的畫人測驗

令的口氣尋求幫助。

一週過後小蘋的體力開始有進步，手走路的休息頻率較少，也不再掉下來。第二週來上課時，小蘋開心地小跑步進教室，也會自己穿脫鞋襪，雙手也較有力氣，可以轉動計數器，媽媽也覺得她的體力改善許多。

一個月後推球可連續推50下以上，體力持續增加，但仍容易受其他同伴影響分心。兩個月後小蘋滑板下坡較不需要大力用手扶著背部；手走路預備姿勢也可自行完成，不需要老師幫忙調整，且會主動要求增加運動的數量，顯示小蘋自我提升與自我改善的力道很強，代表其可塑性很大。需要幫助時也開始會用「請」、「謝謝」取代命令式用句，代表感同身受，開始展現同理心。三個月以後，小蘋的雙眼看起來明亮、有精神，新學期開始和弟弟以外的同班同學有較多互動，笑容增多，愈來愈喜歡跳躍和上感統課。

後續追蹤

小蘋在接受九個月的訓練後，因接送問題改在家裡自主訓練。半年後基金會主動電話追蹤，媽媽表示，小蘋走路更穩定，很快就交到好朋友，人際關係進步很多；大腦皮質空洞雖仍存在，卻也沒有再惡化。可見只要大腦沒有嚴重受傷的幼童，水腦症是可以改善的。

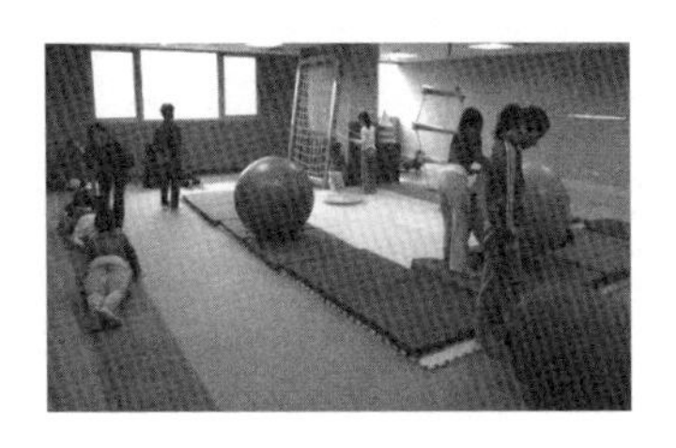

1-6　自閉症v.s.發展遲緩，感統大進步

張裴容

關於個案

小禹（化名），一個眼睛很清澈的小男生，出生時是個人見人愛的可愛肥嘟嘟寶寶，而他也對每個人報以甜美的笑容！那時媽媽覺得世界眞是可愛極了……。好景不常，當小禹將滿二歲時，父母發現他會說的詞彙，只有二個字，或三個字的疊字；只會用狂哭、狂叫來表達對痛的感覺；對於飲食，排斥性很高，一碰到水果、肉、菜就吐，沒有一樣吃得下；剪頭髮更是一大挑戰，動不停，要想盡辦法壓住他；看牙時，嘴巴閉得緊緊的；堅持要包尿布才要上大號……。經過某兒童心理衛生中心的診斷，小禹被評定為自閉症，並領有身心障礙手冊，這結果震驚了家長，也開啓小禹一連串的治療歷程。於是，媽媽開始帶孩子跑遍各大醫院、早療中

心、私人診所、吃中藥，只要有人介紹醫生、偏方，甚至求神問卜、改名字，都嘗試過，仍不見孩子有大幅度的改善。不放棄的母親，網路上持續搜尋，在小禹小學一年級時，至基金會接受感統運動訓練。

評估結果：實爲嚴重的發育遲緩、觸覺防禦及發育期運用障礙

媽媽描述小禹的問題：從小語言發展遲緩，上課不專注，眼神不看人，人際互動很畏縮，書包亂成一團，不看路、常跌倒，會弄丟自己的文具，也會把別人的帶回來，扣鈕扣、單腳跳、跳繩都做不好，動作懶散不積極，操作玩具的能力比同年齡孩童落後（這些現象稱之爲兒童發育期運用障礙，即手眼協調笨拙）。小一上學期期中考成績爲國語82分（中下），數學96分（正常）。級任老師表示，小禹是個聽話乖巧的學生，但最困擾的問題是常忘記帶功課，或老師交代的事情。

小禹接受「非語文抽象推理能力（TONI 2）」測驗，這是沒有時間限制，無須拿筆，也不受語文、算術、符號替代等一般知識能力影響的測驗，較能測出大腦潛在能力。小禹在好動分心、手眼協調不靈巧的情形下，其測驗得分爲116，

百分位值爲86，表示小禹的潛能已達中上之水準。

綜合家長主述從小的發展過程、感統運動發展量表常模比較、考試成績、非語文抽象推理能力得分、老師的意見及感統訓練師評估觀察，由於小禹沒有出現重複性語言、過度固執的行爲、對別人沒反應、理解力有缺陷等自閉症或亞斯柏格症狀，根據基金會三十年的評估判斷，小禹其實是屬於嚴重的「發展遲緩」，加上「觸覺防禦」和「兒童運用障礙」等現象，可透過較長期的密集式感覺運動訓練，獲得改善。

訓練觀察：第一期

課程剛開始時，小禹不太敢與同學說話，詞彙的運用也不多，眼睛不看人，與別人互動時的力道也拿捏不準，很容易分心去看別人在做什麼，必須要感統訓練師亦步亦趨地提醒，不在意上下課時間。一個月左右，媽媽表示孩子開始會用說的表達討厭或害怕的事物（嘴部說話的腦內身體形象逐漸清晰），但仍對聲音敏感、怕黑。感統訓練師指導媽媽**增加交換球的困難度**，並同步請學校老師協助，安排愛心小朋友於下課時間帶小禹到操場上玩、跑跳，增加與同學互動的機會；也提醒媽媽要有拉長訓練時間的準備。第三個月，小禹開始會爲了增強物而認眞運動，會跟同學比較誰運動速度快，也能主動提醒小朋友要注意安全，但仍會因緊張而尖叫。另外，外婆覺得小禹話變多了，也開始表現幽默的一面。這些進步皆指出腦內前額葉和軀體區的神經通道已經豐富精緻在運行中，代表滑行板上俯臥伸張姿勢的運動在三個月內，本體感受器官的脈動對前庭器官的刺激，前庭器官也確實把腦前額葉神經通道不足缺陷，一步一步彌補回來。

三個月後的第二次評估

媽媽表示小禹的口語進步很多，開始會頂嘴、推卸責任、會炫耀；與班上同學開始有簡單互動；有時間觀念，鬧鐘響起隨即起床。學校老師表示小禹上課時可以安靜地坐在位子上，並能回答部分問題；安親班老師觀察到小禹專注力提升了，可以自行完成作業。然而，仍易受外界影響，挑食、偏食情況也還存在。

小禹在第二次評估時，非語言抽象推理智商檢測（TONI 2），從原本116提高到大於136（百分位値由86%進步至大於99%），潛在能力的提升也反應在小三上學期期末考成績，各科皆維持在90分以上，社會科更是拿到最佳進步獎，加深孩子持續學習的自信心。

我協調靈巧後，配合人際互動訓練，效果更明顯

為增進小禹的社交技巧，除持續地訓練外，媽媽讓小禹參加基金會舉辦的「多感官學習團體運動課」，此課程延伸感統運動訓練之精髓——頸背收縮，結合動態及靜態的形式，在動態課程的部分以訓練孩子的大肌肉張力、四肢協調及人際互助合作的精神為主；在靜態課程中則加入視覺、聽覺、操作三種學習管道，藉由多感官的刺激達到「找出學習優勢」及「擴充學習廣度」。兩年七百多個不間斷的運動與訓練，小禹開竅般的進步一直鼓舞著家長：會主動做功課，寫字變快，在意國字寫得好不好看；觀察力變得敏銳，比較會問問題，也喜歡分享；積極地在時間內完成運動，並說出自己很棒的部分；對痛覺有反應；獨立性增強，自己決定運動的順序。進入上小二後，級任老師覺得小禹進步很多，以往考聽寫時需老師陪在旁邊，現在可以自己完成，且錯誤率低，代表聽覺敏銳度和重點到達腦神經聽覺中心進展良好；遵守與訓練師的約定，準時上床睡覺；不再害怕自動洗車機

的聲音；可以在外面如廁；會要求自己，若做不成功就重來；有興趣挑戰新的運動，如籃球、撞球、棋弈，主動爭取得到獎勵的權利；變得很貼心，願意節省自己的零用錢給媽媽買機車。

在人際方面：小禹會開始觀察別人的行爲，也主動參與話題，甚至會捉弄同學；在學校會開始打小報告；主動打電話邀同學出去或到家裡玩；學會禮讓，跟同學進行交換球時能控制力道。想辦法解決問題，曾主動跟安親班老師爭取戶外教學改期。

結論和展望未來

小禹從小一上學期訓練至小三上學期，二年來從不善表達、畏縮，蛻變爲說話流利、對外界事物都很好奇、喜歡學習的孩子。父母親採取了正確的運動訓練後，並充分跟感統訓練師討論、分享下，學會接納孩子原始生理上的困難，持續修正自己的教養策略，帶領孩子一步步的往前邁進。

這是一個發育遲緩，有嚴重感覺運動統失常的個案；媽媽的接納和不批評態度，持續帶動和鼓舞孩子不間斷的感覺運動統合訓練，是成功的關鍵。

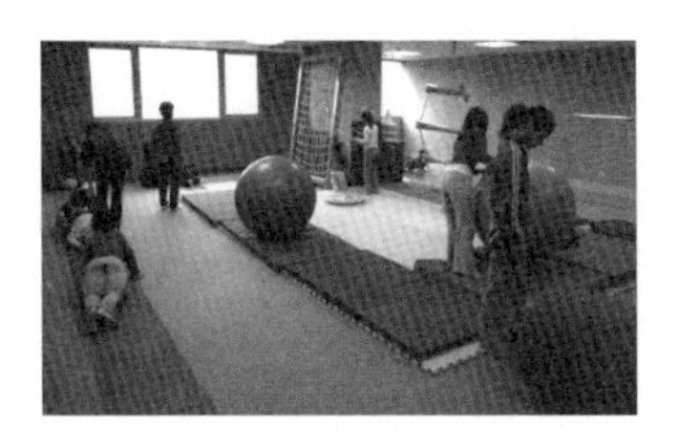

1-7　反抗衝動說謊，感統進步卻中斷

鄭信雄

個案和問題所在

小正（化名）是十二歲的小學六年級的男生，由親友介紹，到基金會接受感統運動訓練。媽媽說他從幼稚園時就有問題——衝動易怒、偷竊說謊不停。小學一、二年級時，老師包容性大，成績也都在90分以上，問題較不突顯。到三、四年級開始，成績逐漸落在80分上下；除了衝動說謊，還有分心不專注、說話表達能力差，書桌、書包凌亂，寫功課時間很長，說話很小聲；六年級期末考國語72分、數學74分、社會71分、自然82分、英文54分。小正服用專思達（concerta）和利他能（ritalin）六年，並沒改善多少；後來服用思銳（Strattera），精神科醫師說可以改善小正的睡眠；小正也說沒吃就睡不著。

國小導師用態度量表評估小正六年級的在校表現，眼睛飄渺不安，手眼協調不靈巧，老師的咐吩有聽沒到（聽力正常），這些項目在量表上，都達到「總是或常常」的嚴重程度。導師特別提到有時小正情緒一來，就很難控制自我行為，會摔東西，口出惡言。

不貼標籤，持續訓練

小正從六年下學期開始，每週兩次至基金會受訓，另外五天在家由家長帶動進行感統運動訓練。小正知道這項訓練對他的衝動分心有幫助，也停止服藥。他每天做推球、交換球和手走路各500下，後來增加到每天各700下。由於感統訓練師一視同仁地對待，小正沒有被標籤的感覺，很自在地運動，情緒漸漸安定，比較敢表達，可以跟別人很愉快地溝通，會講笑話。只有一次拿了別人的東西，他自己坦承描述過程，也知道此行為是不對的，自覺不好意思；老師及家長聽完後，沒有評論與責備，歸化成功於無形之中；在前六個月的訓練中，沒再發過同樣的事情。

顯然針對小正的困難——所謂衝動、說謊、和偷竊等行為，只要不強行套上「問題行為」的標籤，或認為是心理上故意引人注意的心態，讓感統運動把前額葉腦神經通道貫通－理性大腦情緒控管中心的融合，這些症狀實際上都會消失於無形。在訓練中，免不了的小碰撞、受傷、或因感冒無體力，小正都說沒關係，而且儘量做到應有的運動數量，也常常禮讓較小的孩童優先活動。隨著前額葉腦神經通道的豐盛成形，理性大腦逐漸成熟，小正在情緒管理上呈現感同身受和同理心，這是長大後上學、交友、和上班的基本條件，是必要具備的氣質。

升上國一，由於課業繁重，小正改由在家自主訓練。基金會鼓勵孩子每天在家進行半小時的交換球，週末做全套三種運動，持續加強大腦前庭系統結合本體感受動覺、在大腦前額葉（理性大腦）之控制功能，並發揮潛在能力。新導師在接觸一個月後，對小正的評估如下：態度良好、願意聽從老師的指導、懂得對事物做補救動作，仍有些許內向，朋友不多，少許眼睛飄渺和分心，這些會影響功課上的表現。但自我情緒控管一直相當良好。

中斷訓練，將來會有「懷才不遇孤芳自賞」的感覺

三個月後電話追蹤，媽媽說小正跟老師和同學相處不

錯，有一些朋友，但功課不太理想。因大家都忙，在家沒時間做感統運動訓練。當家長滿意於情緒的改善，不再努力、持續引導成績向上，這樣的結果，只是做半套的感統運動訓練。

小正在小六下學期一開始接受非語文抽象和推理的智力測驗，得分是126，百分位值是96%；訓練三個月後的重測，得分136，百分位值是99%，是專注靈巧改善後的得分；針對非語言兩次測驗得知，小正的非語言智商是在頂尖的階段，但學習成績還不是很好，表示其感統運動訓練之運動量還不足。小正雖有成爲中高級以上的管理人才之潛力，家長卻因滿意於情緒的改善而中斷進一步的追求，實爲可惜。

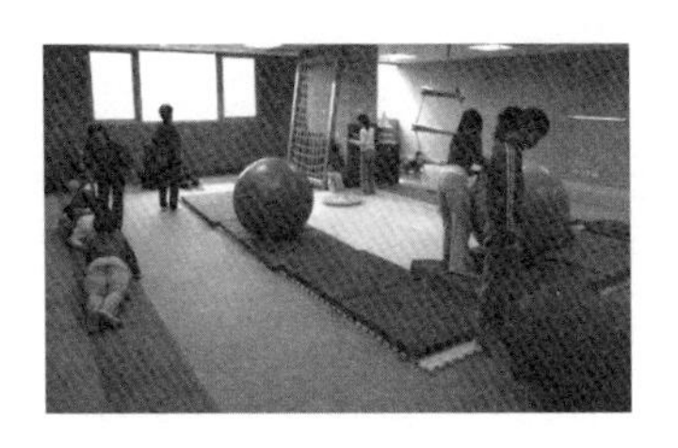

1-8　雜亂不靈巧，進步又退步的原因和結果

鄭信雄

個案和問題的現象、原因、治療訓練的方法

個案大偉（化名）是十三歲八年級的男孩，家長都是大學畢業的公職人員，從網路找到基金會的資訊，而遠從中壢來接受評估和密集式感統運動訓練的個案。大偉從就讀幼稚園起十年來，一直出現下列問題：(1)同儕人際關係不佳，(2)做事易分心不專注、叫不動、聽不大懂別人講的話，(3)不會收拾環境，動作懶散、行動不積極、做事沒效率，桌子、書包總是亂成一團，(4)不注意衣著、不注重衛生，(5)愛鑽牛角尖，話多、說不停、容易衝動、喜歡插嘴、常因一點小事就發脾氣，強詞奪理，(6)寫字超出框架外，穿衣、繫鞋帶和扣釦子或套衣服，很慢很困難。

大偉七、八年級的同一位導師，評估孩子在校生活狀況與跟家長觀察的結果相似，有嚴重的敏感、衝動、分心、動作笨拙和雜亂無組織執行能力。國一下學期的成績：國文81分、數學74分、社會77分、自然67分、英文79分；在班上名次在班上的中上。平時考成績在86～100分之間。

首次評估時，個子中上、動作大辣辣的大偉，趴在桌上，跟媽媽爭辯分數，講話口氣很衝，身軀動個不停。爸媽坐姿挺拔，談吐溫和，兩相比較，評估師當場讓家長知道孩子的狀況是標準的「內耳前庭（半規管平衡）反應不足的現象」——坐沒坐相、談吐衝動爭辯、大辣辣沒節制，是全身過度敏感跟控制困難（觸覺防禦）、和手、眼、嘴、腳，沒有節奏、沒協調、動不停及不靈巧（兒童運用障礙）的來源。

大偉在非語文抽象和推理智力測驗的得分是123，百分位值是94%。很顯然大偉是聰明的孩童，但從小因太敏感、衝動和分心，加上笨手笨腳，在情緒控管、功課和交友上都有困難。大偉雖然有感統失常，在評估時卻很認眞瞭解自己適應欠佳的原因及運動訓練原理，願意配合家長進行密集感統運動訓練，並接受加重訓練之建議——用籃球漸進式做高階推球、交換球和手走路。

密 集式感統運動訓練的進展情形

從四月起，大偉每週六到基金會上課一次，在家中每天都做三項運動，而且自己做記錄，進行做更多項目的訓練，同時繳交一週在家中運動次數報告。根據感統訓練師觀察，大偉第一週張力偏低，較敏感，但配合度還不錯。第二週到四週，體力開始有進步，喜歡擠壓，家中做600下，加上課堂所做的300下，總計三種各900下，這是相當負重的數量。五月，持續在家認真運動，媽媽覺得孩子綁鞋帶、扣鈕扣動作變快，成績也開始提升。

六月起進步更明顯，三種運動每天各做1,000下，特別是主動做高階交換球不落地。媽媽感覺孩子的敏感度減輕了，洗臉時較不會哇哇叫；同學們覺得大偉的情緒控制有進步；假日每項運動都一口氣做完，即使雙手手心長繭，中間都沒休息；逐漸會以自嘲方式，化解同學的捉弄；到期末考時，唸書時很專心。大偉覺得早上做交換球次數愈多，一整天大腦愈清醒。

暑假期間，除了感統運動不間斷，有時會加做仰臥起坐。七月底全家去東部旅遊一週，媽媽把器材都帶著，大偉也維持每天做運動的好習慣，來不及做完的部分，第二天必定補上！曾經一天手走路走了2,150步；媽媽看出大偉自我情緒的覺察及控制力有相當大的進步，且穩定成長。

八月下旬快開學前，運動訓練照舊，並開始準備複習考。大偉唸書時的專心度增加不少。媽媽看到大偉自省能力增加，約定好的事情都能做到。開學後，每天早上先完成交換球再上學。大偉，對週遭的環境觀察力增強，也發現同學及父母的情緒有改變。

九月初，感統運動訓練讓大偉有更高層次的進展－媽媽形容孩子的自我管理能力大幅進步，作業可在自行規劃的時間內完成。新學期第一次月考成績國文84分、數學86分、社會84分、自然85分、英文95分，已進入班上前十名。媽媽總結半年來感統運動訓練的進步：脾氣和情緒整體改善，能自我反省，專注力、執行力及因果關係的推理能力進步很多。第二次非語言抽象和推理智商得分144，百分位值99.6%，這是專注和靈巧改善後，真實呈現大偉大腦的潛在能力。

後續工作：如何做到整齊清潔，認知心理建設，組織能力建立

導師覺得大偉的情緒穩定許多，遇到難以理解的人際關係，會請教老師並尋求協助。導師和家長同感尚待進步的項

目是維持日常生活中，書桌、抽屜和書包的整齊清潔習慣，還有少許分心和眼睛飄渺的現象，時間觀念和同理心仍有待加強。基金會建議大偉目前每天做三種運動各800下，再三個月後，可以改成打籃球或其他的運動。

至於整齊清潔習慣養成，則要這樣訓練：第一週，在大偉課業完成後睡覺前，媽媽跟大偉一起收拾書包和桌子；第二週由大偉獨立收拾，媽媽在旁邊監督；收拾得不錯後，由大偉每天自動收拾，媽媽偶爾抽查，如有不完整之處，輕輕點出即可。至於分心和眼飄渺的現象，家長可以指導大偉：「內心告訴自己，知道旁邊有事不轉頭看，或看一下有沒有危險或有無重要性，馬上回頭注視老師。」大偉是聰明的孩子，自我修正的速度會很快。

為了要養成有組織執行能力，可在週六和週日找出30分鐘，用電腦繕打二篇國字的日記、摘要或課外讀物心得，自行修改後，再給家長或導師批閱。到九年級或高中時，可試著編寫班級或家中的活動企劃書。如果會常忘記老師交待的事，可以身上備一本小記事冊子，隨時記下大小事情或被交待的事。這些是上高年級、成就事業或職場工作和做中階以上領導人物的基礎。

天有不測風雲，不適當的情緒行爲復發兩次原因和改善經過

十月中，流行性感冒盛行，大偉也無法倖免，雖沒發燒，只有一點點咳嗽，但三天後個性大變：一下課就到處亂衝，神色恍惚，有時大喊大叫，有時大聲唱歌；書桌、抽屜、櫃子髒亂，聯絡簿、作業、作業單等都往抽屜塞；紙張常常在地上四散，甚至飛到走道或同學的坐位；食物、垃圾都不立即處理，身上整齊清潔習慣非常差；上課說話，對同學或師長的勸告，多以反駁、頂嘴的方式回應。

這些是感冒後大腦有病變或後頸第一腦神經根部有發炎現象所引起，通常需服用抗發炎ibuprofen 200mg和止頭暈no-vamine等兩種沒有管制的藥物，待三～五天內症狀消收後，就可停止服用。

基金會訓練師檢查出大偉後頸第一腦神經根部有發炎現象，建議媽媽要讓大偉服用藥物，失常的言行馬上可以修正。結果媽媽不想讓孩子服用，兩個星期後，學校老師和同學對大偉的印象非常反感。一月底學期結束前，大偉又出現頭暈現象，講話又有點顛三倒四。媽媽檢查大偉有嘴唇乾燥，舌頭粗糙，有一顆顆粗大發亮的味蕾，雖沒有顯著的咳嗽發燒的症狀，但整體仍是感冒發炎的現象。媽媽讓大偉服

用上述抗發炎的和抗止暈的藥物後，一天吃三次（因其個子大），第二天症狀消退許多，第三天就恢復到訓練好轉時的情形，即可停止服用。

感統訓練師指導家長，在大偉好轉恢復正常後，要大偉瞭解神經根部發炎現象之原因及造成的後果，提醒自己如果覺得有頭暈或講話不正常時，要注意自己的行爲舉動，並向最親近的人求證或尋求幫助。預防下次感冒復發，媽媽還是備有藥品。

透過密集式感統運動訓練，雖無法達到100%的完美改進，但大部分都可以有明顯的進步，孩子主動做及家長願意陪伴是先決條件。而當孩童有感冒或火氣大的現象時，情緒或行爲會退步二～三週，大偉的經驗，是家長要注意及如何處理的最佳範例。

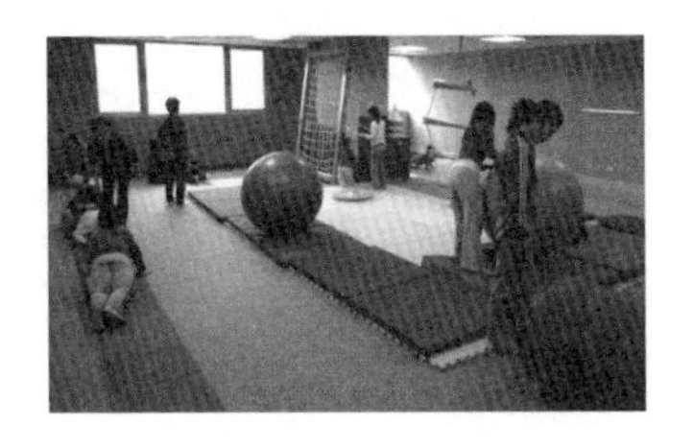

1-9　成人敏感笨拙，感統可改善

張艾馨

娃娃（化名）是一位年約三十歲的成年已婚女性。在教會結識丈夫——阿平，兩人交往一段時間後，便決定攜手共度一生。新婚時，兩人相處融洽，娃娃不擅長廚藝及家事，阿平心想是因爲娃娃從小被家人保護得很好所致，認爲未來的日子還很長，娃娃可以慢慢學會。但時間一久，阿平發現娃娃對於做家務事仍笨手笨腳，因此老是回自己媽媽家用餐。另外，娃娃很容易心不在焉，動作懶散也沒有行動力，也害怕外出工作。阿平因爲從事航空業，平時工作繁忙，結婚後一直想要有小孩，但是看到娃娃的生活自理方式，擔心將來孩子出生後無法獲得妥善的照顧。由於阿平學齡時期，曾透過感統運動訓練來改善自己注意力不足、眼手不協調的問題。在與婆婆和娃娃的討論下，決定至基金會進行評估，確認娃娃的感覺統合問題，並改善娃娃的困難。

第一次評估時，娃娃的穿著得體，臉部上妝；表情有點緊張，眼睛能注視，但時間不長，稍會飄瞄。坐姿穩定，不主動講話，問題都由婆婆敘述。回答誠懇能抓到重點，話不多，有點謹慎的感覺；小學做功課時間都很長，動作慢，中高年級成績多在40～50分，最高學歷爲二年制的某私立技術學院。阿平提到娃娃與朋友討論事情時，常常分心，處於狀況外；交託的事情，也很難一次就完成；聽話聽到一半，心不在焉；自己對於想做的事或想要的東西，其積極度和行動力不足。

娃娃在進行非語文的抽象推理智商檢測（TONI-2）時，評估師就發現娃娃專注題目一段時間後，就會分心；遇到較困難的題目，才會較認眞作答。整體表現爲108，表示大腦皮質的潛在能力爲一般範圍內。

依據娃娃一家人的描述，及勾選六十題南加大愛爾絲（Ayres）感統運動發展量表的得分——T分數和百分位値的比較；顯示出她從小就有輕度的重力不安全症和前庭平衡失常情況，造成腦神經的身體形象模糊和笨手笨腳有密切關係，是她從小作功課和成人家務事遲緩和不敢做的最主要原因。重力不安全症是懼高症加上對高速行車的敏感害怕，更不敢運動，加重運用障礙、即手腳不靈巧的嚴重性。

內耳前庭平衡系統的反抗地心引力，接受全身周邊神經本體感受器（筋肉關節動覺）調節，是引導低等動物的腦發展到高等動物新皮質的推動力；也是人類胚胎時期發展眼、耳、肌膚、神經等五官的驅動引導力量；更是各種感覺運動靈巧的基礎。如果感覺過度敏銳或運動不靈巧，以及情緒上的內向或衝動，代表內耳前庭的前後、左右、上下三對半規管，和橢圓囊（旋轉的運動）和球狀囊（直線加速），掌管眼睛、耳朵、肌膚骨骼關節及所掌管的周邊神經，和身軀內臟等的方向感、距離感、秩序感、力道輕重感，在大腦新皮質區有關前額葉和軀體區的神經通道，有大量不充足和蒼白模糊現象。指出本體感受動覺和前庭器官在引導個人腦皮質發展上烙印的不平順。治療訓練上，可重新在滑板上俯臥伸張姿勢做推球、手走路和交換球的活動，從全身筋肉、關節和骨骼上豐富的本體感受器官，對前庭器官的刺激和調節，再大量增加前額葉和軀體區的精緻神經通道，改善分心和做家務事的不靈巧和畏縮。這是調整問題的指導方向，而前提是娃娃自己本身能瞭解，且有意願接受訓練，才能改善。

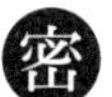

集式感覺運動統合訓練的過程、氣氛、結果和後續訓練

娃娃第一週的運動數量如下：推球200下、手走路50下；

其肌肉張力較不足；害怕滑行俯衝。第二週起運動數量開始增加，休息次數減少許多，但手走路仍會覺得酸痛；另外，也開始在家進行感統運動訓練。第三週，娃娃的體力有稍進步；滑滑板較不害怕且可持續，表示內耳前庭對「速度」過於敏感，在密集式感統運動訓練後，已逐漸獲得改善；會想嘗試踩人工草皮與旋轉，這是娃娃本身有觸覺與內耳前庭刺激的需求。

年底回香港探視母親，感覺運動訓練課程因此暫停，在家也未執行。娃娃返台恢復上課，體力略顯退步，特別在滑板的運動項目上。娃娃反應近日睡眠品質不佳，做事總是提不起勁，有頭暈的感覺。經感統訓練師檢查，發現她有神經痛現象，建議多補充水分及維他命B群。隨著神經痛情況消退，在家的運動量也恢復先前水準；面對交換球運動中突如其來的「反彈球」不再那麼敏感害怕，可以即時反應並接住；對於一起訓練的孩童會給予關懷，表示喜歡小孩子；也開始做些家務事，如掃地、拖地等，這些都代表眼手協調的改進。

接受感統運動訓練近三個月，娃娃自覺體力變好且有精神；婆婆也發現娃娃可以專注與人談話，分心或心不在焉的情況明顯減少許多，必要時更會拿出紙筆記下重點；對於事務有些想法，除了會適時表達出來外，也會有一定的堅持度。另外，丈夫都會陪同一起訓練，兩人的互動比以往更多，娃娃這才感覺到丈夫對自己有不少要求，因此希望自己有一天能達成他的理想標準；對娃娃來說，丈夫的驅策力是一種助力。

後續建議及期許

娃娃接受一期的訓練課程後，決定在家自主訓練。基金會預計在感覺運動訓練持續六～九個月後，能讓娃娃的專注力能更趨於穩定，建立清晰身體形象，在家事、操作器具時皆能主動且身手俐落，無需太多思考或計劃時間，這是做家務事學習的最高目標。除此之外，還能事先安排日常生活，甚至可外出工作，並爲將來生子進行規劃準備，替自己的婚姻生活注入一股新力量。

第二章 感統運動訓練前的評估

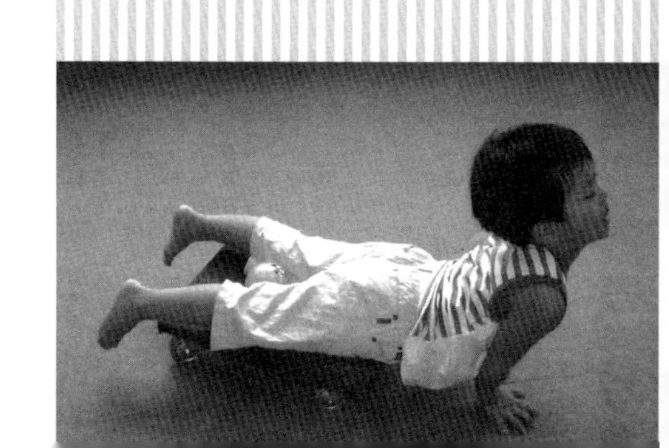

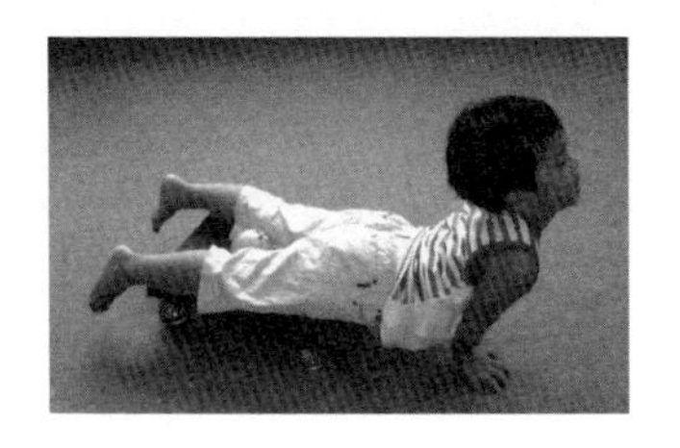

問管道：電話、E-mail、官網上之簡易量表

一、透過電話、E-mail詢問孩子是否屬於感統運動失常

在學校和家中有適應欠佳的學童，家長透過學校老師、親友、有經驗人士的分享，或從網路搜尋到基金會對感統運動失常現象和訓練成果的介紹，可以打電話或寫E-mail詢問，也可以透過〈簡易量表〉，初步檢視孩子是否有失常傾向，並瞭解如何依內在驅策力訓練？訓練時間多長？以及其他附帶的問題。

二、簡要的說明，預約評估時間，寄發〈教師量表〉

基金會輔導人員會做簡要的說明，如評估日期、時間，同時寄發／E-mail〈教師量表〉給家長，在家長同意下，由家長轉交給導師花十～二十分鐘勾選，做為評估重要的一部分。

正式評估：家長自由敘述、勾選量表，孩童接受測驗

Step 1　家長填寫六項自由敘述的主訴問題

第一次評量時，家長需自由敘述六項近半年來最困擾

的問題，緊接著針對孩童生活上的觀察，勾選〈感覺運動發展量表〉（小學以上者塡寫兒童版，幼稚園以下者塡寫幼兒版）和〈注意力不足和過動症候群檢核表〉。量表結果將跟台北市市區及郊區小學共1,819位學童常模做評比，瞭解孩童感覺生理的敏感笨拙程度，及在團體中所占的位置。

Step 2　非語文智力測驗（Test of Nonverbal Intelligence, TONI-2）

這是評量年齡在五～八十五歲兒童和成人的非語言智商。這測驗使用圖案和幾何形狀，在儘量避免語言、動作和文化的影響下，以測試演繹和分析推理能力；在專業評估師觀察下，將受測者對答案的選擇及施測時的反應，記錄在有答案的紙上；結果表達方式有二，一是把原始分數轉爲帶標準差的智商，二是轉換爲百分位値。基金會會使用TONI-2，是因爲這些好動分心、五官過度敏感或協調不靈巧的學童，容易在學習國語、數學、符號替代和一般智識有困難，若施以全套魏氏智力測驗，會把分數拉低；透過此測驗，較能評量出孩童大腦的潛在能力。

Step 3　評估報告分析I：先看導師較為客觀和公正的評量

填完和測驗後，約十分鐘電腦報告就完成，由基金會評估師進行現場個案行爲觀察和報告分析。先從《教師量表》談起，因爲導師有全班二十～三十位同學做比對，較公平公正，又可以補充家長沒看到、高估或低估的情形。導師觀察的二十一個項目是腦神經生理上，可看到全班級秩序和個人的問題：

(1)感統運動細項目的過度敏銳且控制困難所衍生的好動分心、衝動、內向和敏感畏縮的原因，影響教室秩序的現象。

(2)眼睛飄渺、跳躍分心不專心，閱讀、抄寫跳行跳字，影響算術功課特別大。

(3)兒童運用障礙的功課困難、和雜亂無組織能力，影響到功課和人際困難。

Step 4　評估報告分析II：評估家長有無高估或低估孩童的情況

看完導師的部分，瞭解孩童在校表現後，進一步分析個案生活上有無適應上的困難及其原因爲何。同步綜觀家長六項主訴問題、老師評量及TONI-2，評量家長有沒有高估或低估孩童的情況。

Step 5　評估報告分析III：教導家長如何保護孩童的自尊心與自信心

評估時我們也觀察家長是否有適度傾聽說明和發問，還是多數歸罪孩童的不聽話、或一再糾正孩童做不來的行為後，教導家長如何保護孩童的自尊心與自信心，並解釋孩童當場衝動或分心之意義在哪裡、有沒有關心或聽講自己情況的解說，為什麼會這樣等情形。

在機構和在家中同時每天做運動，什麼時候可看到進步？

確診有感統運動症狀違和的學童，通常建議每週二天到基金會進行五項以上感統運動訓練，由基金會訓練師觀察並記錄上課情形及行為外，同步關心一週以來孩子跟家人相處及在家做運動時的情形。另外，也要求家長每星期做五天在家中帶動做三項運動（圖3），也要做觀察和記錄行為上的變化。

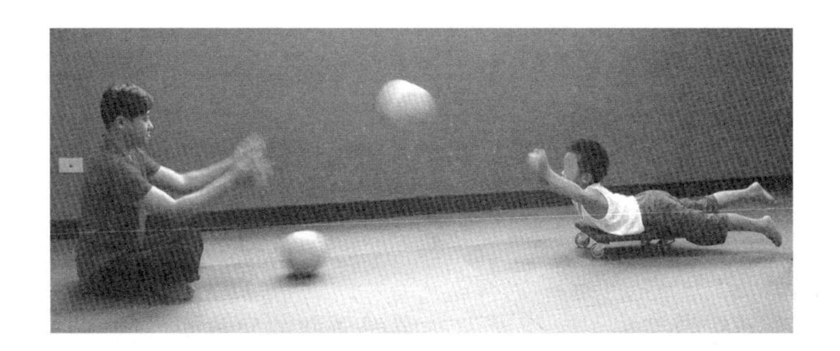

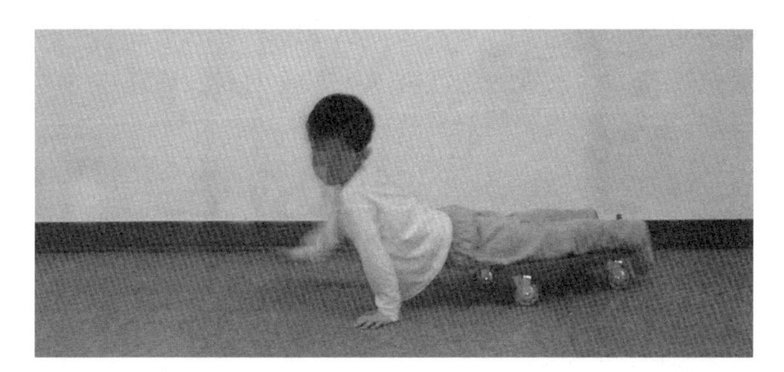

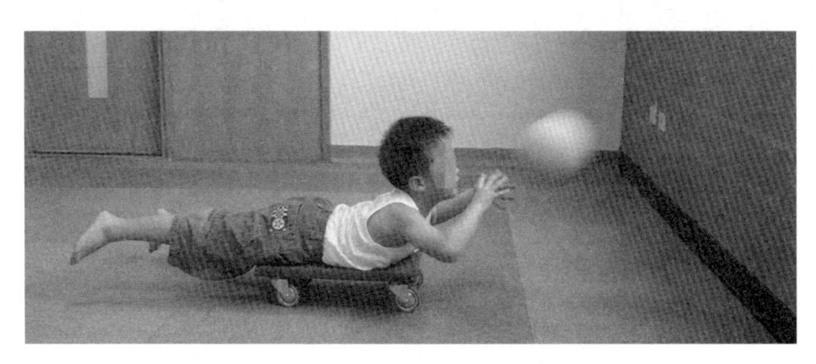

圖3　交換球、手走路、對牆推球

一般進行密集式感統運動訓練，要做三～六個月或以上；情緒衝動、或感覺敏銳且控制困難，在三週到三個月可看到很快速的穩定；感覺運動協調非常笨拙、或功課嚴重跟不上的部分，則需要三～八個月家中做運動的配合。如果有任何帶動孩童做運動或行為處理上困難，歡迎隨時跟基金會訓練師或輔導人員討論。開始感統運動訓練三個月後，基金會會主動安排第二次評量，將請求導師勾選的第二次量表，瞭解孩童在校上下課的生活細節，家長則提供功課和月考的成績，以瞭解孩童進步情況，及後續教養方針之建議。

在家運動記錄範例

1. 本週較能主動練習，催促的次數減少。
2. 7/21的講座對本人獲益良多，尤其最末「治療中的好好壞壞或週期性變化」解惑不少。

1. 去東部旅遊1週，仍維持每天做運動的好習慣，只有在綠島2天因下雨，室內空間太狹窄，手走路僅做一半的500下。
2. 對自我情緒的覺察及控制能力有相當大的進步，希望能更穩定的成長。

感覺生理能力簡易評量（一）

適合年齡：三～六歲

◎填寫說明：請您依照平日的觀察，針對孩子近三個月以來的情形來勾選。

題目	是	否
1. 常跌倒受傷，不會伸手保護自己	□	□
2. 不聽大人的話或指令	□	□
3. 未出現慣用手	□	□
4. 不喜歡洗臉、洗頭或理頭髮	□	□
5. 偏食或挑食，不愛吃水果或青菜	□	□
6. 喜歡黏著親人的孩子	□	□
7. 著色畫時經常畫出格	□	□
8. 動作笨拙，雙手、手眼不協調	□	□
9. 鑽、跳、攀爬等遊戲玩不好	□	□
10. 害怕到陌生的環境	□	□
11. 拼圖常有困難	□	□
12. 對圖形的異同不易看出或辨視	□	□
13. 不敢做頭往下的動作	□	□
14. 不敢爬高	□	□
15. 不敢嘗試新的事物	□	□

◎勾選結果：

・1～2題符合：多運動、多接觸大自然的環境即可！

・3～4題符合：請持續觀察，並建議增加戶外運動。

・5題以上：建議立即與本會預約諮詢或評估。

◎備註：本表僅供家長或老師自行檢測孩童使用，無法做為正式評估之依據。

感覺生理能力簡易評量（二）

適合年齡：六歲以上

◎填寫說明：請您依照平日的觀察，針對孩子近三個月以來的情形來勾選。

題目	是	否
1. 話多、說不停，喜歡插嘴	☐	☐
2. 衝動、容易激動	☐	☐
3. 桌子、書包總是亂成一團	☐	☐
4. 固執；計劃或結果改變時不能忍受	☐	☐
5. 對碰觸過於敏感或反應不足	☐	☐
6. 沉默寡言、朋友少，人際關係不佳	☐	☐
7. 動作笨拙，容易跌跤	☐	☐
8. 動作懶散，或行動不積極；做事沒效率	☐	☐
9. 常忘記帶功課或老師交待的事	☐	☐
10. 容易分心、不專心，坐著動不停或上課左顧右盼	☐	☐
11. 算術問答題的閱讀理解和列式子有困難	☐	☐
12. 喜歡玩旋轉的遊戲且不覺得頭暈	☐	☐
13. 不喜歡洗臉、理髮或剪指甲	☐	☐
14. 精細動作差，小肌肉操作不靈巧	☐	☐
15. 閱讀時常跳行、漏字	☐	☐

◎勾選結果：

・1～2題符合：多運動、多接觸大自然的環境即可！

・3～4題符合：請持續觀察，並建議增加戶外運動。

・5題以上：建議立即與本會預約諮詢或評估。

◎備註：本表僅供家長或老師自行檢測孩童使用，無法做為正式評估之依據。

第三章　感統運動的訓練原理

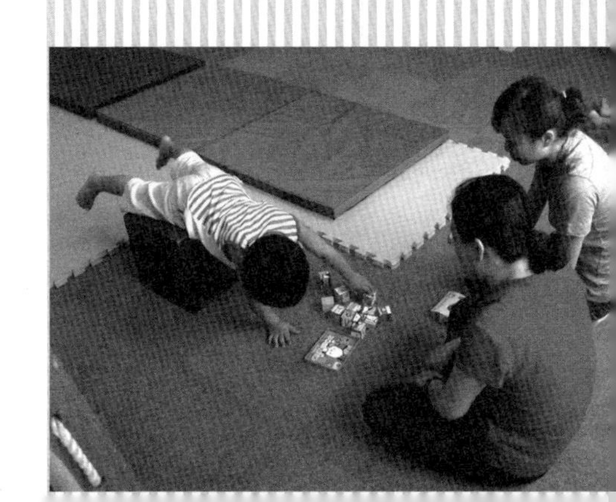

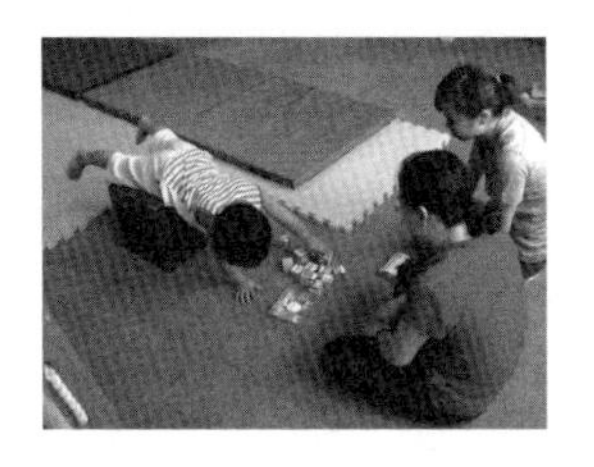

(From body Movement Kinesthetic and Vestibular sense, Jess, Mahtobk, Ashleyk)

前庭平衡感覺

掌理運動和空間方向的感覺，固定眼睛看的東西，以保平衡，其坐標訊息直接連接到大腦。眼睛飄渺的症狀就是前庭覺和前額葉功能的控制不好。前庭系統坐標訊息，包括內耳、眼睛、肌肉和關節、指尖、手掌、腳底，最後重力受體（位於皮膚上的工作調整了一些事情，包括心跳率、血壓、肌張力、肢體位置、免疫反應、興奮和平衡）；半規管中的內淋巴則偵測人或動物的頭部是否朝上；半規管中內淋巴的運動刺激接受神經施放神

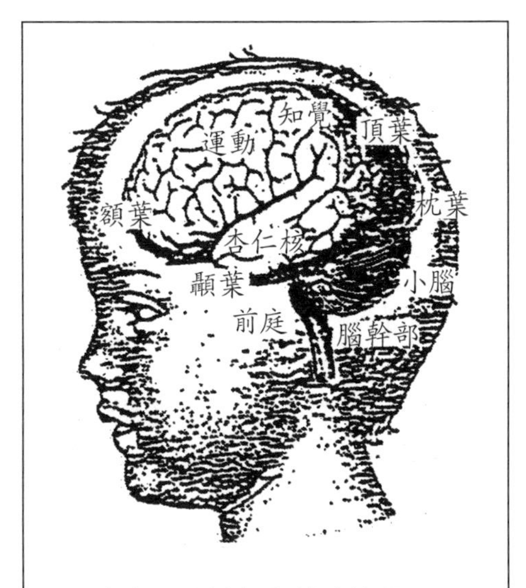

大小、腦幹部和前庭位置圖

資料來源：《如何幫助學習困難的孩子》，鄭信雄著，遠流出版。

經衝動，告訴大腦人類或動物在什麼位置。有前庭系統功能障礙的人，會導致焦慮或恐慌發作，其症狀如：需要自我刺激，肌張力異常，磨牙和下巴顫抖，用手拍打，學業問題和流口水。治療這些情形，需要本體感受動覺的協助。

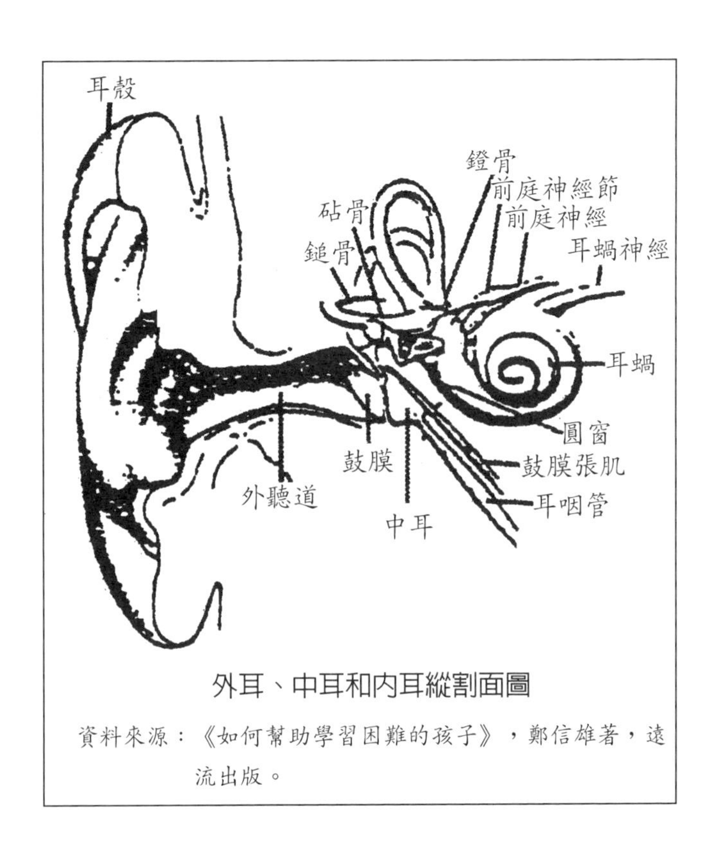

外耳、中耳和內耳縱割面圖

資料來源：《如何幫助學習困難的孩子》，鄭信雄著，遠流出版。

本 體感受動覺

包括注意到位置、重量、張力和身體的動作。有關本體覺關聯的神經可在肌肉、韌帶和關節上看到。這本體覺賦以感覺全部身體和手腳動作感覺。有關動作的訊息是透過張力和肌肉壓力感來溝通到全體感覺系統。本體覺包括跳舞、體操、或其他運動的肉體活動。當身體動作時，本體覺和腦皮質神經互相聯繫。本體感受動覺有障礙時，會導致嚴重運動困難，移動很緩慢，有陷落效應的感覺，這是運用障礙和協調笨手笨腳的原因；這種情況可在前庭平衡器官改爲原始水平方向下，逐漸增強本體感受動覺的運動，大大改進本體感受動覺在大腦皮質的印記，改善關聯神經通道和身體形象，進而改進文明世界的禮貌（情緒的靈巧）和做功課靈巧的本能。

本 體感受動覺和前庭平衡覺，如何在生存上互協調工作？跟其他的感覺又如何協調？

前庭平衡覺允許掠食者和被掠食有能力感受到平衡感，甚至在眼睛閉起來或無視力的情況下，不需要想到平衡。這平衡感讓人類或動物感受到身體位在何處，也可以讓人移動身體時，無需考慮其他的身體部位在哪裡。例如在奔跑時，不需要看到腿如何前後跑，只要眼睛看著，往目標移動，同時就能平衡身體。

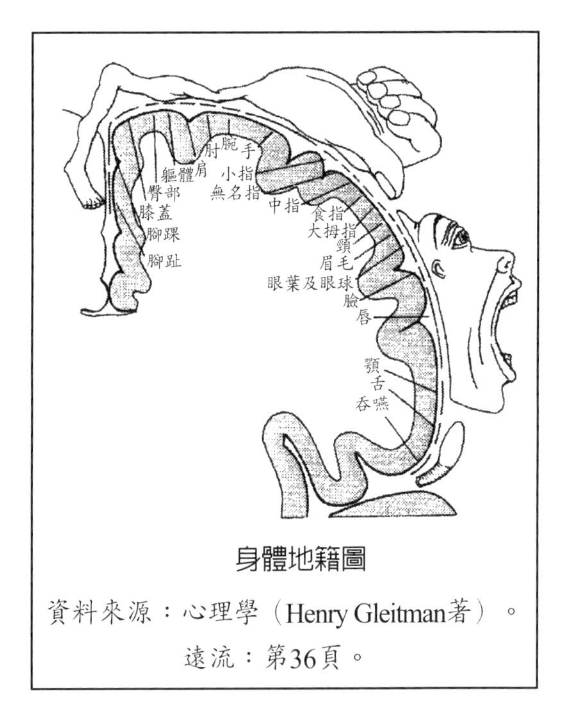

身體地籍圖

資料來源：心理學（Henry Gleitman著）。遠流：第36頁。

改善本體感受動覺和前庭平衡覺上的協調前提下，在感統運動訓練上從推球、交換球、手走路的漸增順暢性運動傳達到大腦皮質，增進理性大腦前額葉皮質的關聯神經通道和大腦身體形象改善的印記建立，從蒼白改進到充足豐盛和精緻，改善臨床上過度感覺敏銳且控制困難的暴躁衝動、話不停、眼睛飄渺不專注、好動分心，和協調不靈巧的學習困難、人際關係不良等等。這些是感統運動訓練的最高目標。

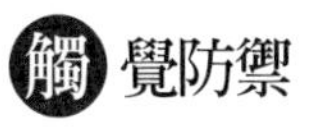覺防禦

爲好動分心和情緒困擾主要原因，其症狀如下：

- 五官感覺過度敏銳，前額葉腦神經生理控制困難（Control deficits），例如：話語衝動，和講話不停。拒學症。脾氣暴躁，固執沒伸縮性。
- 常打架和動作衝動，身體動不停。容易分心，學新東西不專注、不靈巧。
- 不喜歡別人碰觸，常先動手反擊。怕到人多有形或無形壓力，或怕黑。
- 偏食挑食，啃指甲不讓別人剪。到處觸摸不停，一再教導改不過來。
- 小時不喜歡理髮洗頭，對某衣物偏愛或討厭。
- 容易有觸類旁通的聰明，但過度敏感，常伴隨不專注和手眼協調不良跟不靈巧，導致在功課和就業上，難有高成就。
- 常有懷才不遇、孤芳自賞之感傷。

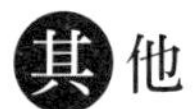他

孩童對視覺、聽覺、嗅覺等過度敏或反應不靈巧都可透過推球、交換球和手走路，來調整，一起改進偏食、挑食、有聽沒到、有看沒到（對週邊沒掃描到）（丟三落四）、啃光指甲等的情況。改善時間約三週到三個月的時間。

第四章

感統運動訓練方式

（四歲到國中、高中、大人均適用）

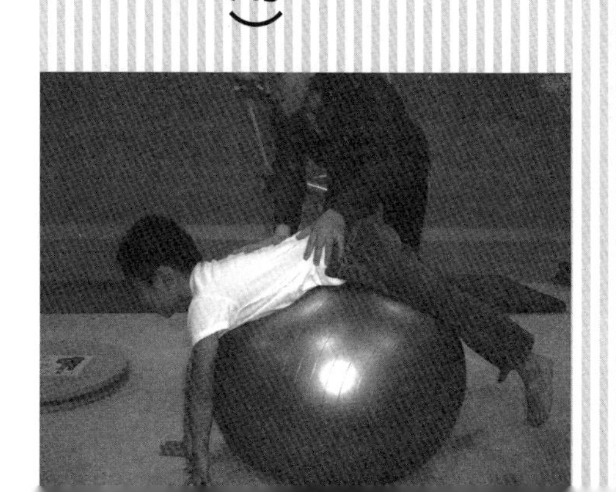

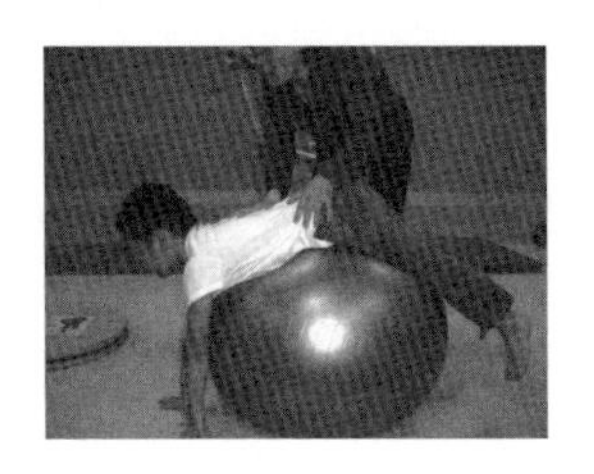

爲重新經歷低等動物發展成高等動物的開始階段，或幼兒站立前四～十個月大時爬和匍匐的階段，較好訓練人類發展初期大腦前額葉和軀體區身體形象，及有關腦神經通道缺陷的重新建立，需要在俯臥伸張姿勢下做活動；全方位手眼的伸展需要在滑行板上，比純粹趴在地上更有開闊的空間做活動，較有訓練效果。

輔具介紹：小滑板、躲避球／籃球

小滑行板由大約47×30公分大小的三夾板構成一平台，鋪上粗面地毯，下面有四面可滑動的4個鐵製輪子（較堅固）。小滑行板對幼兒有穩定性，對個子大或體型重的大孩子初期也許比較容易跌倒，但很快就學會控制，對訓練平衡

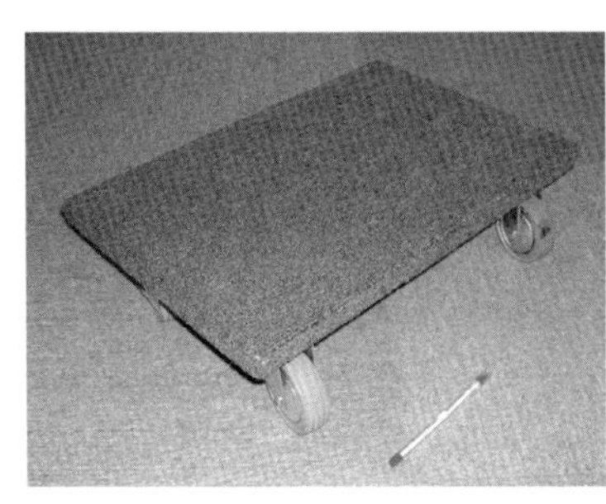

滑板正面圖

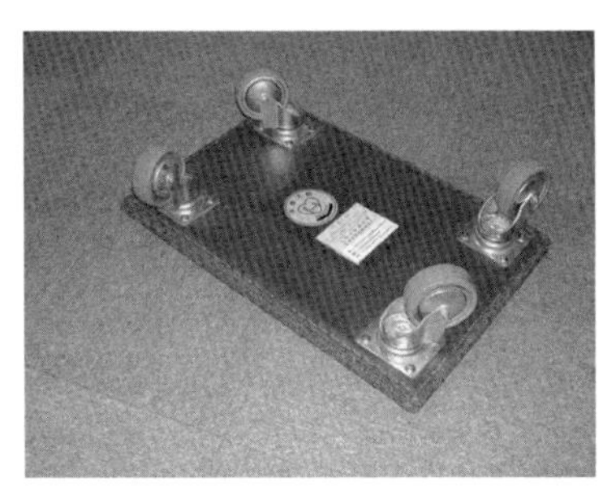

滑板背面圖

很有幫助。如開始時沒有滑行板，暫時把棉被折疊成兩寸高的豆腐乾形狀，受訓者俯臥爬在上面做推球和交換球，也很有療效。

小滑行板的活動主要是做推球、交換球和手走路。前兩種活動需要借助躲避球或籃球，小學三年級和較小的孩童用躲避球，小學四年級以上則使用籃球。除增加手動的重量外，練習拿捏和習慣於球的使力和反彈力，都會有幫助於本體感受動覺、配合水平方向前庭平衡覺、在大腦前額葉和軀體區腦神經通道的建立。

運動訓練方式

手走路——用手支撐20～40公斤重的上半身、臉部五官、和頭部，下半身放在滑行板上，向前走。在頸背收縮增加強勁本體感受動覺下，可以增進手掌面的肌膚觸覺和手中精細本體感受動覺，跟臉部五官的相對位置和慢速感。

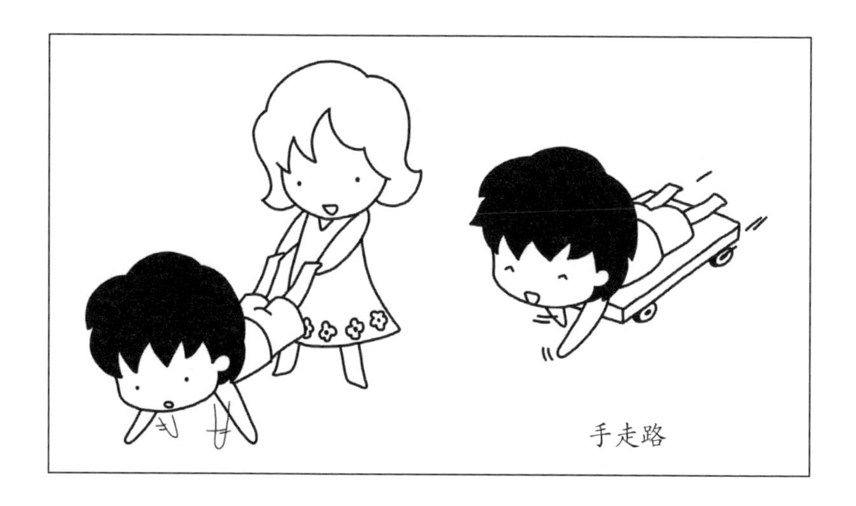
手走路

對牆推球——幼兒在開始時在地上來回滾球，國小低年級孩童可進行地面和牆壁間的彈跳接球；國小中年級以上者，開始時或無體力者，做前述的彈跳接球外，中後段直接對牆壁做推球接球，不要太靠近，手臂彎曲處要有前後律動。同樣在頸背收縮增加頸背強勁本體感受動覺下，可以增進手掌面的肌膚觸覺和手中精細本體感受動覺，跟臉部五官的相對位置和快速感，都會產生額葉的神經通道。對球的推出和反彈接受，都是手、手臂、和肩膀對臉部敏感和手眼協調的測驗和保護得更精細，軀體區的身體形象更精緻，反應更靈巧。

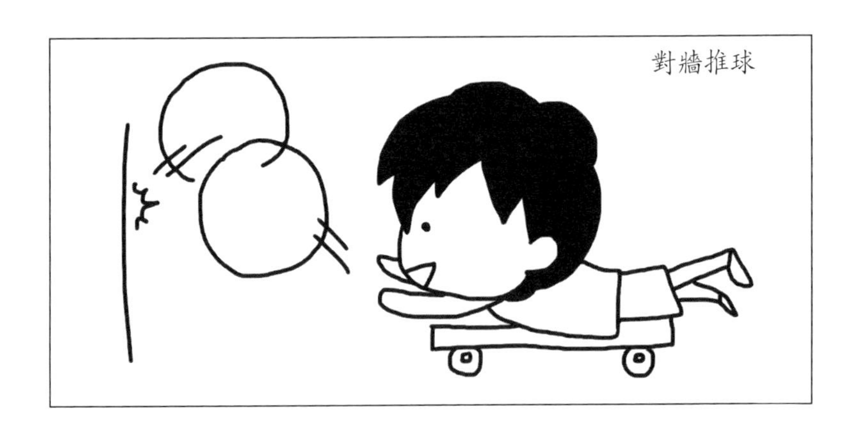

交換球——初階時，家長坐在地板上，沿著地面送球，孩童俯臥在滑行板上把球高丟給家長或協助者。進入高階時，家長投球到場中反彈到孩童的手（第一週）、臉（第二週起），讓孩童接球，第四週起不定點發球至左右臉側，增加難度。

原理跟對牆推球一樣，頸背收縮還要注意左右到達的接球，對眼球的專注和追蹤的改進非常有幫助。促進手—眼–臉的精細動作的協調控制，配合水平方向的前庭平衡覺，在大腦更增進手和臉五官細部的「身體形象」改進、因而改善讀書寫字的笨拙不靈巧；同時最大量減輕和改善前額葉的「過度感覺敏銳且控制困難」的言語衝動暴躁、敏感內向，和眼睛飄渺的不專注。

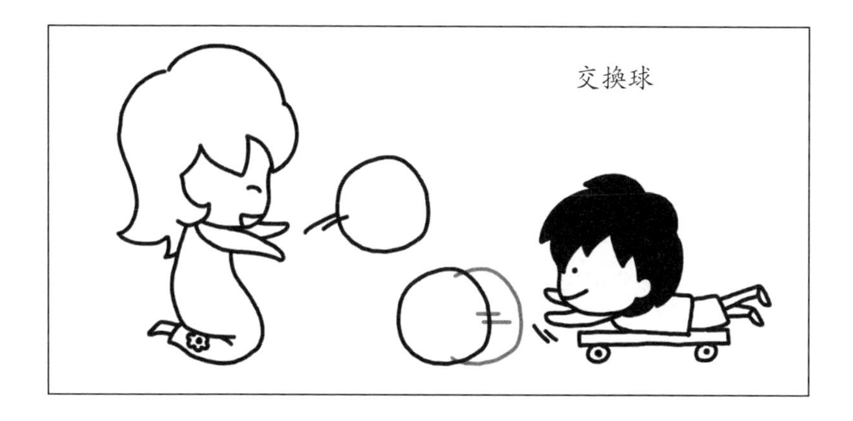

整體上看來，推球、交換球、和手走路，是全方位對在學校中和家中適有困難的「過度感覺敏銳且控制困難」和「身體形象的協調不靈巧」，在情緒和行為上的失常，有精緻極大化改善的作用。加上家長在組織自動化和執行力分配的訓練，會把孩童的未來成就的準備，做最妥善的準備和安排。

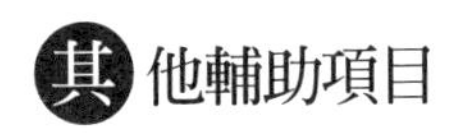

其他輔助項目

前庭覺

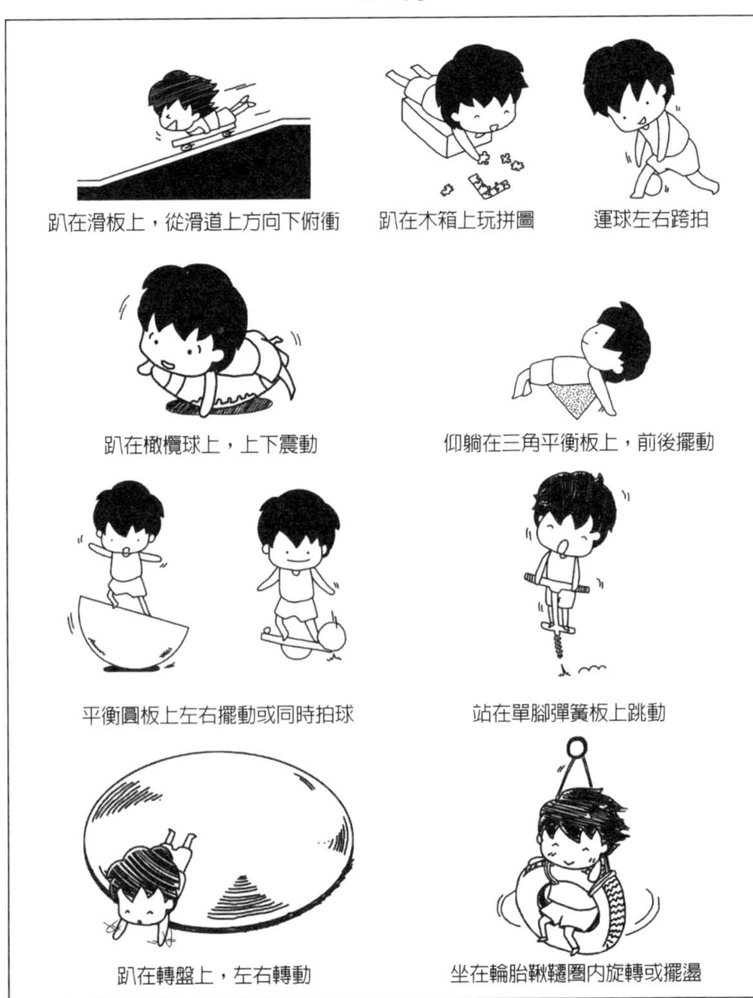

趴在滑板上，從滑道上方向下俯衝　趴在木箱上玩拼圖　運球左右跨拍

趴在橄欖球上，上下震動　仰躺在三角平衡板上，前後擺動

平衡圓板上左右擺動或同時拍球　站在單腳彈簧板上跳動

趴在轉盤上，左右轉動　坐在輪胎鞦韆圈內旋轉或擺盪

本體覺

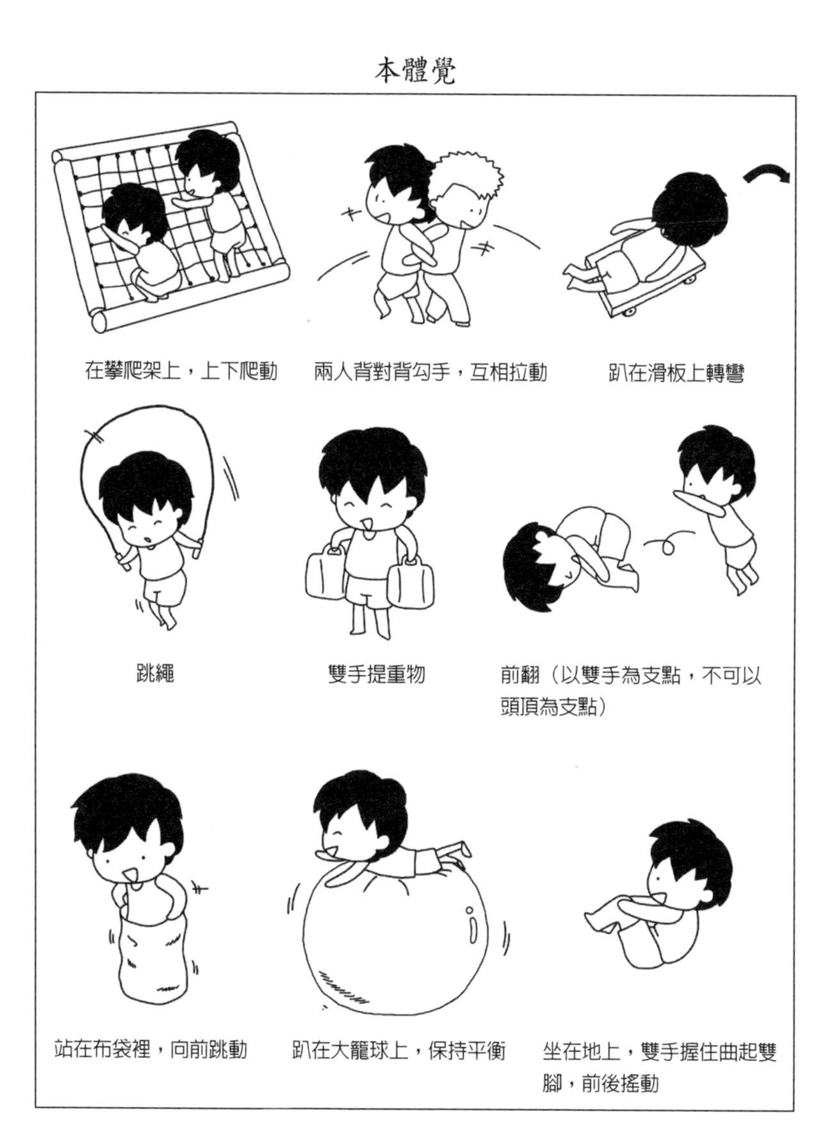

在攀爬架上，上下爬動

兩人背對背勾手，互相拉動

趴在滑板上轉彎

跳繩

雙手提重物

前翻（以雙手為支點，不可以頭頂為支點）

站在布袋裡，向前跳動

趴在大龍球上，保持平衡

坐在地上，雙手握住曲起雙腳，前後搖動

觸覺

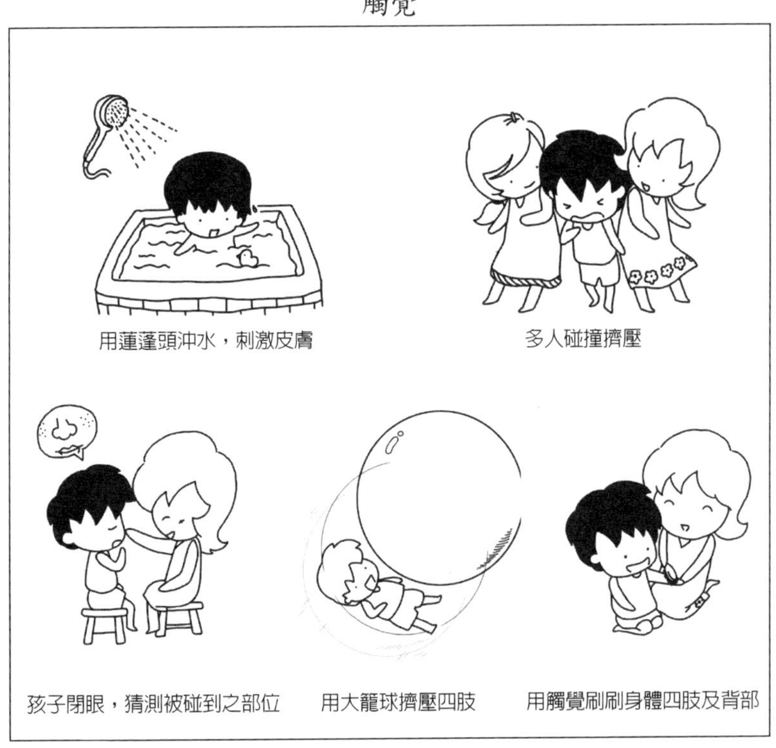

用蓮蓬頭沖水，刺激皮膚

多人碰撞擠壓

孩子閉眼，猜測被碰到之部位

用大籠球擠壓四肢

用觸覺刷刷身體四肢及背部

開學、考試、高年級開學功課忙碌、感冒時，怎麼辦？

開學後功課較忙，低年級趁著下午有空，家長可先陪伴進行三項感統運動訓練。中高年級學生可先在上學前做二十～三十分鐘的高階交換球，以保持一整天上課所需的專注和靈巧。傍晚回到家，喝些開水、果汁，或吃小麵包後，先做高階交換球二十～三十分再做功課，容易養成專注靈巧和整齊清潔的好習慣。還有一些不靈巧笨拙和好動分心的高年級以上學生，動作協調不良，週一到週五，每天至少要做高階交換三十分鐘或500次以上，週六和週日就要做全套三種運動，三個月後，家長和老師就能看到孩子有明顯進展。考試、或感冒沒發燒時，最好做原先一半的運動量，可以讓大腦整流、統整、鎮定和專注，有利於複習讀書。

感統運動訓練做得很好，建立了專注靈巧和整齊清潔習慣，後繼工作

家長除協助學童每天做半小時俯臥伸張姿勢的高階推球和交換球三個月，以更增進精緻身體形象的形成和靈巧協調外，家長要開始稍微鼓勵和稱讚，協助養成動作和思考的自動化：主動讀書、寫作業和幫忙作家務事等重點。另外，還要練習用電腦拼音打字學寫課文、摘要、日記或心得，從二、三行開始，慢慢添增和修改，高年級學生試著學習編寫家中和班上活動企劃書，完成後請家長和老師過目，獲得適

當稱讚，都是可以讓孩童增加在同儕中的自尊心和自信心，和發揮才能的開始。經過幾個月後，學習估計做功課和遊戲時間，分配工作和時間，做爲長大後職場工作成功者的預備。

第五章 四歲以下的感統運動訓練

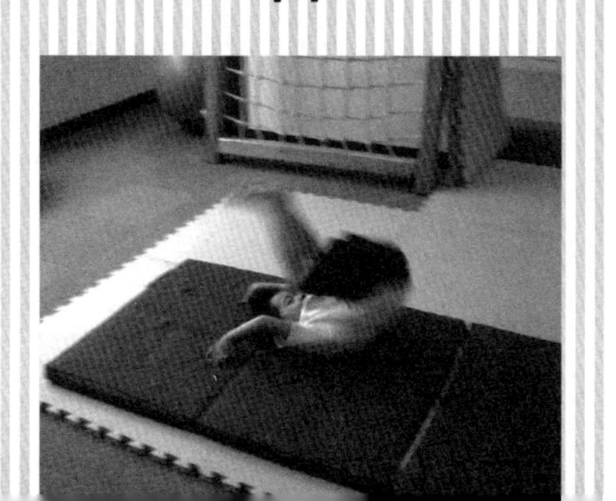

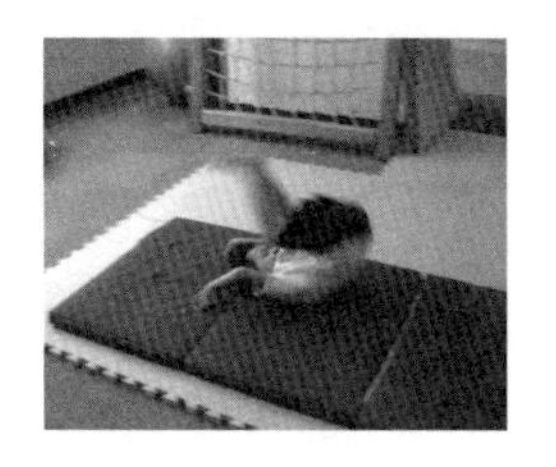

5-1　幼幼兒哭鬧暴躁、發育遲緩

案例一

小芸（化名），是個兩歲六個月的小女童，爸媽表示孩子走路常跌倒，不順意時就尖叫、大哭；不愛洗頭，早上起床幫她換衣服會哭，不跟不熟、講話大聲的人打招呼和去親近。

案例二

同樣二歲六個月男童小賀（化名），脾氣暴躁，情緒起伏大，爲了莫名的理由生氣，用咬人、打人的方式攻擊別人，有嚴重的分離焦慮。

案例三

二歲八個月大的小琪（化名），每天哭鬧頻率高，害怕陌生環境與陌生人，睡眠品質不佳，對於一些規律的事物會特別的堅持，變通性小；怕高、不敢玩盪鞦韆，此外，也有缺乏專注力的問題。

在這裡，幼幼兒定義爲從一足歲到三歲半、還沒上幼稚園的兒童。這三位孩童的爸爸媽媽對於孩子的情緒個性敏感怕生又內向、白天或晚上哭鬧暴躁、發育遲緩、或從小難養育孩童的等問題，感到極爲困擾。透過朋友的介紹或是上網搜尋資訊，進而接受基金會的協助。

幼 幼兒行爲情緒欠佳的原因

根據觀察，上述適應欠佳的幼幼兒都有相似情況—坐姿尚可，但坐了一下就開始起身走來走去、喜歡捱靠、趴在爸爸媽媽的身上，嘴巴也不停地自言自語，顯示這三位孩子全身五官感覺都太過於敏銳，導致要集中或統合精神來學習較成熟或較正常反應有困難。在筆者和台北榮總葉子成醫師所做的功能性磁振造影檢查（完整論文可見本書附錄二）顯示，比起已經訓練好或正常國小學童，好動分心和感統失常的孩子，都有前額葉腦神經通道蒼白不足的現象。這些國小學童適應欠佳的心緒行爲，應從幼幼兒時期適應不良就已經存在，即是國小學童觸覺防禦的原始情狀，從這觀點來看，是一脈相傳的情況。這些幼幼兒適應欠佳心緒行爲，亦即五官感覺太敏銳和分心暴躁、腦神經有抑制困難的情況。

訓練幼幼兒改善前額葉腦神經通道蒼白不足或大腦新皮質正常發展

感覺統合治療創始者愛爾絲（Ayres）研究腦幹如何傳遞感覺訊息，提到從幾億年來，遠古前庭平衡器官由反抗地心引力，來掌理和引導從低等動物發展到高等動物。愛爾絲也提到人類的內耳前庭十個平衡器官，是引導和掌理人類有關眼、耳、嘴、臉、全身皮膚、神經、肌肉和筋骨等全身的方向感、力道感，輕重感和整體感覺發展；但愛爾絲沒看到：密集式感覺運動統合訓練的良好改善全身感覺和運動訊息，都傳遞到大腦新皮質（特教季刊101）；和在好動分心和感統失常（包括觸覺防禦）學童在遺傳學和胚胎發展上，引導上述腦內身體器官形象和情緒的成長，發展遲緩幼幼兒和幼稚園兒童在腦內穩定情緒和感覺控管上，同樣發生過猶不及的現象，這是發展遲緩幼幼兒和幼稚園兒童適應欠佳的來源。

幼稚園和國小學生適應欠佳的兒童或成人的感覺運動訓練上，可以在滑行板上用俯臥伸張姿勢，產生強烈的頸背肌筋收縮，進而在頸背上的肌筋、韌帶、關節面、頸背骨上的大量本體感受器產生脈動（神經衝動），來刺激、抑制和調節內耳前庭十器官的前庭脈動，並進一步調節增進下列的神經通道：(1)前額葉新皮質上的情緒控管；(2)眼球注視和追蹤；(3)認識聲音跟分辨臉孔和物品。

但幼幼兒和少數幼稚園發展遲緩兒童，由於手腳尚未發展得很好，無法在滑行板上做俯臥伸張的姿勢，勢必想出適合的方式，來調節增進前額葉新皮質上的情緒控管的腦神經通道，和額葉後端軀體區有精緻清晰的身體形象，以利養育幼幼兒或少數幼稚園發展遲緩兒。因此設計了幾種由爸媽主導的幼幼兒活動和觀察項目，每天做半小時到一小時，在下一節有完整說明及圖示。

追蹤訪問

小芸每天進行感統訓練三十～四十分鐘，到第三至四週，尖叫、大哭，不愛洗頭等防禦性情緒和行為即慢慢減少；第二個月中起，正常的幼幼兒行為和情緒反應漸多，幼幼托兒所適應良好。家長做到三個月後就停止感統訓練，改做平常的活動。

小賀對每天四十分鐘的擺盪活動，表現很愉快和享受。第一個月，暴躁衝動和分離焦慮的行爲已減少很多；到第三個月症狀全部消失，第四個月起家長已改爲正常幼兒的玩耍和刺激。

小琪因有嚴重觸覺防禦外，加上嚴重的重力不安全症（懼高症）。由於手腳都很敏感，不讓家長抓手腳擺盪，初期爸媽能做的很有限。當小琪漸漸能接受幼幼兒的感統運動訓練後，原先沒有理由的異常哭鬧症狀已完全消失，對於陌生環境及陌生人已不再害怕，睡眠品質進步許多，情緒上也比較有彈性，到托兒所上學也無適應上的困難。

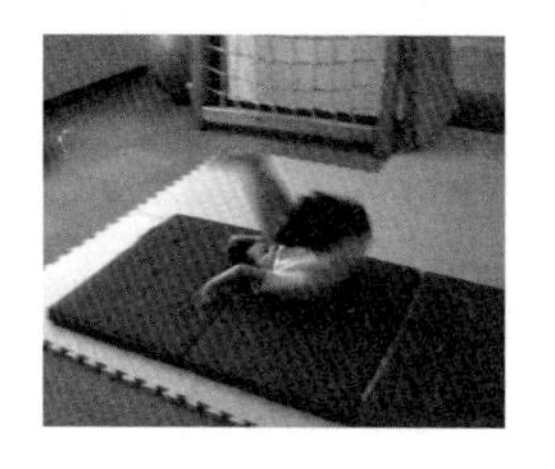

5-2　幼幼兒之感統訓練方式

在注意安全前提下，父母在家可以透過旋轉、擺盪活動刺激全身本體感受器官和前庭的三對半規管跟兩對器官。

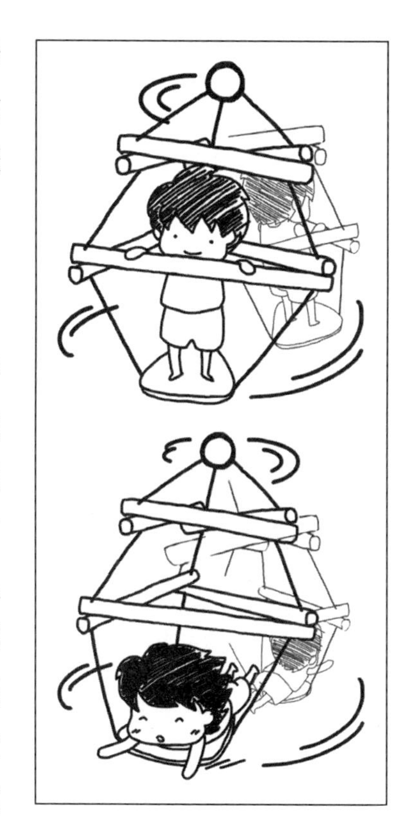

一、垂直旋轉或水平旋轉

幼兒垂直站立，家長雙手從前面或後面抱起孩童腰部或胸部，讓孩童雙腳離地，家長可順時鐘、逆時鐘旋轉。亦可讓孩童坐在可轉動的椅子或趴在三角繩梯上，家長在一旁幫助其轉動並注意安全。當家長手臂交叉環抱，幼幼兒都有安全感，很喜歡做這種活動，代表對額葉腦神通路的增進組合和統整有促進作用。每個方向可做五到十圈或更多，依家長體力的負荷和幼幼兒享受快樂的程度而定。

這些幼幼兒和幼稚園學童，一直跑來跑去、爬上爬下，或很喜歡旋轉，代表其前庭反應不足，自己在尋找刺激，也在享受手腳、臉部及身上本體感受器官和內耳前庭器官脈動產生的愉快，也有一點點在刺激大腦情緒的穩定和促進大腦上身體形象的作用。但由於運動量不夠，也常不合時宜，特別是上課或大人聚集的場合，而讓他人感到沒修養、沒家教；其實都不是，家長反而要製造空間和適當的機會，讓小兒有機會大量活動，甚至進行感統訓練性的運動。

二、倒立旋轉擺盪

有體力的家長可以抓緊孩童雙腳使其倒立，離開地面，家長順時鐘或逆時鐘旋轉。如果幼幼兒有哭鬧不喜歡，代表腳部很敏感，或有重力不安全症（懼高和怕高速症）；或家長沒體力，就停止不做。先進行其他項目，就會自動改善重力不安全症。如果幼幼兒安靜或有笑容，家長可量力左右各轉三～十圈。

三、左右或前後擺盪

幼幼兒平躺，爸爸媽媽前後站立，分別抓住孩童的雙手腕關節與雙腳踝關節，左右擺盪；或爸爸媽媽左右站立，分別抓住孩童一手一腳同上述的地方，前後擺盪；這對家長和幼兒這是比較容易的動作，只要幼兒開心，可做五到十分鐘或更長時間。

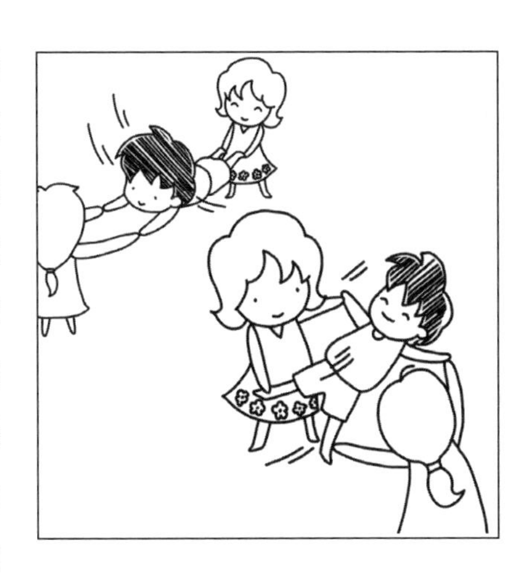

四、俯臥趴溜滑梯

利用公園或學校的溜滑梯設施，家長之一方讓孩子以趴臥姿，頭在前方慢慢溜下滑梯，家長之另一方在下面承接；或者家長坐在滑梯上，讓孩子以頭部向下的姿勢趴在家長的胸口，二人一同溜下去。這對前庭器官的刺激很舒服，孩童都很喜歡做，對大腦額葉的腦神經通道組合和統整很有幫助。如有重力不安全症或懼高症的小朋友，一般會抗拒、害怕、或哭鬧，亦不勉強。

五、爸爸媽媽不要怕髒，多帶幼幼兒到公園，玩沙、玩泥巴，也可以在草地、沙地上被動或主動側滾，這些活動都有助於激興皮膚和前庭器官，促進大腦前額葉的腦神經通道的發展，可改善幼幼兒的敏感、分心、怕生又內向、哭鬧暴躁、發育遲緩，或從小難養育孩童的等問題。

前庭覺還可以這樣玩：

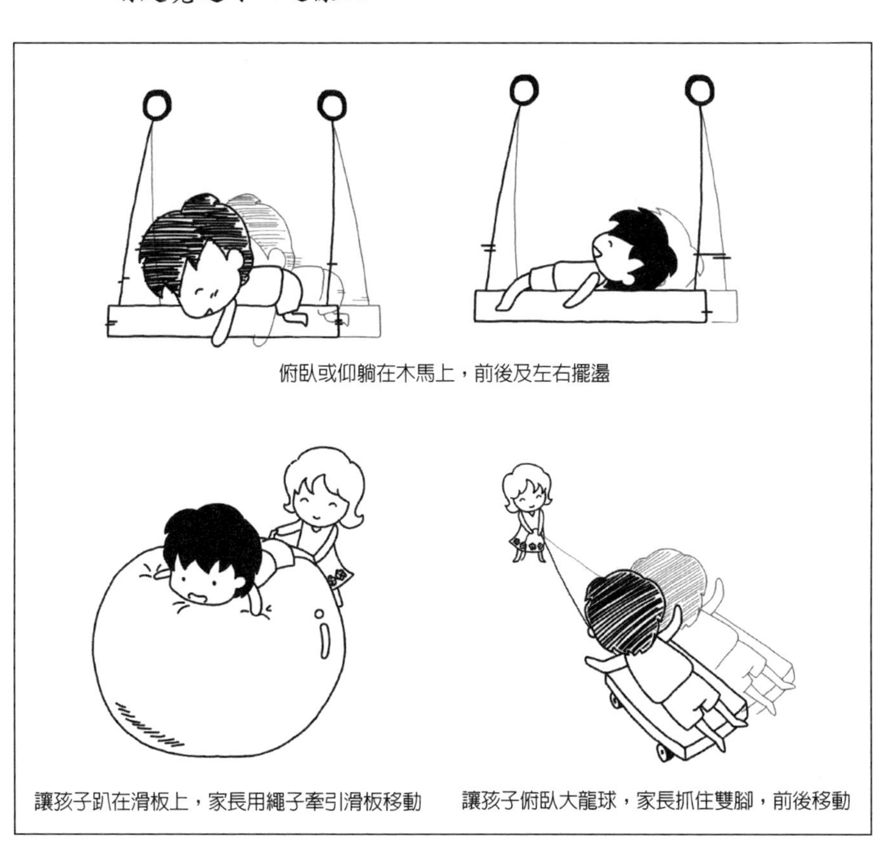

俯臥或仰躺在木馬上，前後及左右擺盪

讓孩子趴在滑板上，家長用繩子牽引滑板移動

讓孩子俯臥大龍球，家長抓住雙腳，前後移動

本體覺還可以這樣玩：

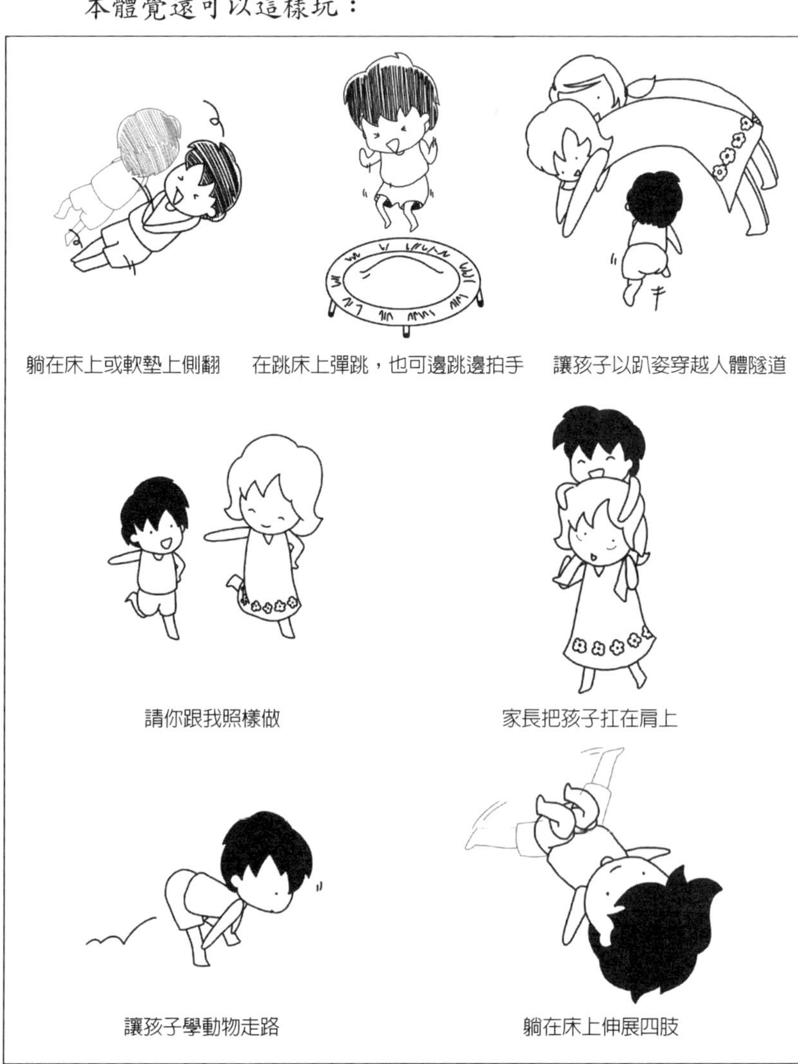

躺在床上或軟墊上側翻　在跳床上彈跳，也可邊跳邊拍手　讓孩子以趴姿穿越人體隧道

請你跟我照樣做　家長把孩子扛在肩上

讓孩子學動物走路　躺在床上伸展四肢

觸覺還可以這樣玩：

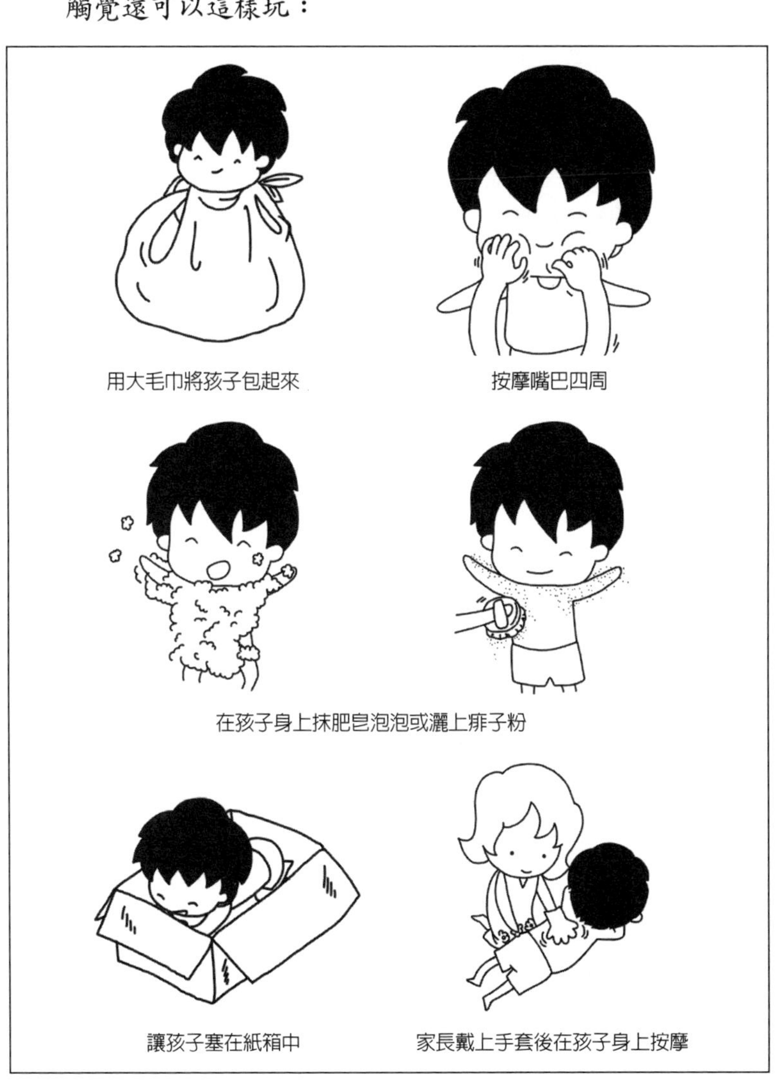

用大毛巾將孩子包起來

按摩嘴巴四周

在孩子身上抹肥皂泡泡或灑上痱子粉

讓孩子塞在紙箱中

家長戴上手套後在孩子身上按摩

本文開始介紹的五種方法和後續的延伸運動，都是本體感受器官的刺激、抑制，進而調節內耳前庭十個器官的神經脈動，讓大腦前額葉的腦神經通道豐富、情緒穩定、雙眼專注看人；也讓幼幼兒額葉後端的軀體區有清晰的身體形象，全身上下的協調都變得更靈巧，使得大腦功能的成熟度更趨於完備。

第六章 — 給家長及教育人員的建議

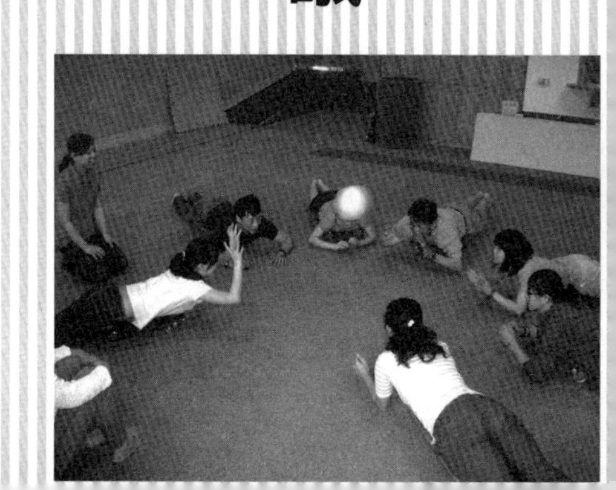

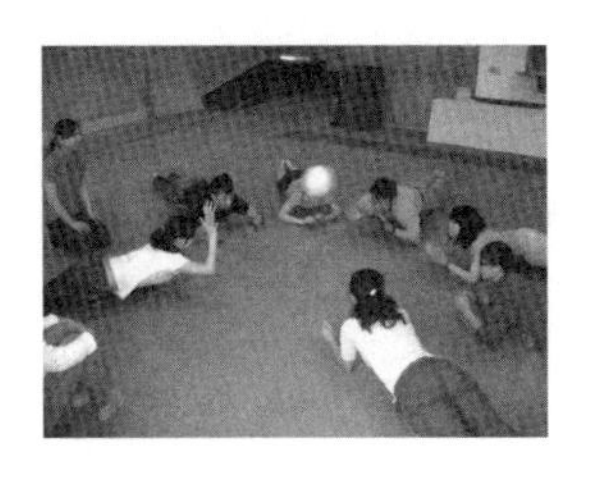

6-1　感覺運動統合訓練高度成功之要件——家長的調整及改變

隨著孩子透過感統運動訓練，讓自己的身心準備好去面對生活與學習後，家長的調整與改變，是關鍵，也更為重要。

第一點　父母在帶領過程中，須保持彈性

運動會產生腦內啡（Endorphin），孩童會有實踐感、成就感和愉快感。只要家長不嘮叨糾正姿勢，造成孩童煩躁不安，在適當少量的鼓舞下，預告下週的次數，孩童會做完本週該有的運動量，分幾次做完也一樣能達成目標。孩童疲倦或不合作時，家長主動提出「先休息三分鐘再做運動」的建議，可吃些小麵包或喝點果汁、開水，也可補充維他命B／C。慢慢地孩童會越來越有體力，數量就能慢慢增加。可試著講：「你是大力水手……，好棒，我們再做50（或80）下後再休息。」孩童體力好的時候多做一些，若精神狀況不佳時可減少1/3、1/2的運動量，甚至取消也沒關係。

第二點　無須要求絕對正確的姿勢

當前庭平衡神經功能改善後，姿勢會自行越趨標準。孩子需要做的是「頸背收縮」，躺在滑板上自動形成肌筋和關節上本體感受動覺的神經脈動，配合前庭器官之水平脈動對引導額葉新皮質發展的不足；促進前額葉的關聯腦神經通道大量增加，協助理性大腦不會做情緒上衝動的行為，並提升眼球的專注力；**頸背收縮下的大量五官運動，讓軀體腦神經通道暢通，產生精緻的腦內身體形象，提升眼手協調，加速完成功課作業，並可進一步訓練良好的組織企劃案能力**。

第三點　家長要無條件接納孩童不由自主的缺失

這類的孩子常常會好動、衝動、不專心、不靈巧、不會收拾整齊清潔，和（或）不良行為或問題，在腦神經通道改善前，孩童不會好好地學到所吩咐的話語，所以家長不要一直嘮叨不停。爸爸媽媽可告訴老師或其他家長、也輕聲教育教導孩童這麼講：「對不起，我（孩童）有點衝動（或問題行為），現在訓練中，謝謝幫忙。」或其他類似的話。一天講三次，在家中練習三天；忘記時可再重複練習三天，逐漸養成習慣。這代表家長一方面接納孩童的好壞，也幫孩童解危、接納自己，教會孩子如何安靜處理自己的困窘。

第四點　保持安靜的觀察與保護

家長只要觀察孩童與其他同伴相處，有沒有危險。不要批評或責罵孩童不適當的行爲，因爲這些孩童的自尊心和自信心非常低落。在開始階段，不適當行爲的改善還有困難。

第五點　保持輕聲及接納口氣

偶而用輕聲和接納的口氣對孩童講：「你用運動改善你的粗心、好動分心、衝動……，爸爸和媽媽都很高興。」孩童會很敏感於家長的改變，而更自我努力。

第六點　強勢或嘮叨家長的話要少

當強勢或嘮叨的家長，轉變不嘮叨或冷靜觀察爲主時，可看到孩童自信心的成長，且行爲缺點逐漸改進；不要過早修正；當孩童會接納時，以稱讚方式修正。

第七點　正面看待新出現的吵架、追逐、或【頂嘴】現象

新出現的吵架、追逐、或【頂嘴】，是表現腦內身體形

象變精緻，孩童在練習這些理性大腦的極限；家長只要觀察孩童對自己或別人有沒有危險，有危險當然要制止；沒危險時，要讓孩童玩耍練習，不要一再制止，通常短時內會自動改善。如沒改善，等孩童日後可以溝通時，再加入家規和校規來協助。

第八點　討價還價、或哭鬧不停衝突時，家長離開現場，讓孩子思考或處理怎麼辦

家長的堅持和適當伸縮性的配套很重要。如有衝突，或被孩童吃定，或消極不合作，媽媽唯有靜靜走開；或說媽媽不舒服，以後再討論。等到雙方平靜或第二天有空時，再問孩童「昨天媽媽走開的原因？你說說看」（想一想等下再說）家長要等待回答，不要用有壓力的口氣；也可以第三天再問，讓孩童去重新思考，講他自己的想法。**家長只管聽，不評論是對或錯，孩童會感受到爸媽的接納，也許有不同的意見。孩童會進一步瞭解、並感受到家長的改變。**

第九點　在較後成熟的階段，家長也要訓練孩童自動做功課和家務事，逐漸承擔獨當一面的責任

當專注、和手眼靈巧協調好到功課跟得上、情緒穩定

後，要逐漸鼓勵孩子建立整齊清潔習慣，家長可以這樣教孩子：「這三天（一星期內）媽媽陪你一起收拾書包（洗衣服）；下星期起你自己做好後告訴媽媽，媽媽再檢查。」「這星期中，你睡前把第二天上學的準備工作，做得不錯；媽媽已不用每天檢查；但偶爾還會檢查喔！」等孩子上手後，就讓孩子負起自我前後做事分配的責任，如下課回家自動做運動、做功課、幫家務事，這是為長大後組織企劃能力的開始。

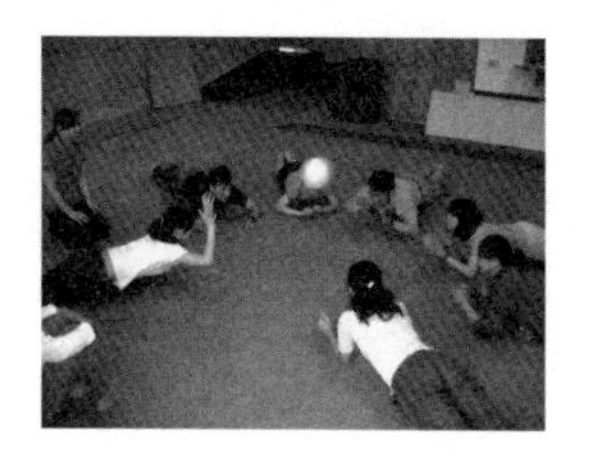

6-2　給教育人員的建議

老師評量表：簡潔、公平性、班級整體性、個別性和重要性

老師（特別是導師）的評量中，觀察班上二十～三十多位同學的公平表現，有概略從每月零次、到每週二～三次、或每天都發生的五等態度量表。題目只有二十一個項目，涵蓋著十項整體性問題，如：過度敏感且控制缺失的多話插話、容易挫折感傷、暴躁攻擊衝動、上課搗亂講話、多動不專心、內向沉默人際關係不良、對別人碰觸反應大等等，和五項個別性的觀察；眼睛飄渺、跳躍分心影響功課等；以及兒童運用障礙、書桌書包雜亂、肢體協調笨拙、影響功課和人際困難等六個面向。

老師的觀察很重要，可以補充家長沒看到、或高估低估的可能。老師的觀察很簡潔、公平和正確性，是無可置疑的。不管是初期的評估，感統運動訓練過程中，孩童的進展，和結束時的評估，老師的觀察都是很重要的磐石。

對適應困難孩童的家長、家長會長、導師和特教老師的建議

由於少子化的關係，每個學校大都有閒置教室。有適應困難孩童的家長，可配合家長會長向學校爭取設置感統運動教室，購買二十個滑行板、躲避球和籃球。

導師評量表中篩選出凡有「有時候」、「常常」或「總是」合計三項或五項以上的學生，集中在晨間自修的時間，由學校校長和輔導室主任出面主導，在特教組長和能出席的家長協助下，每天做四十五分鐘的推球、交換球和手走路三種活動，可以保持一整天的上課專注和安靜。

由能經常出席的家長領導，做學童出席和運動次數的記錄。參加團體集訓的孩童比較沒有被貼標籤的感覺，還能增進良性競爭，加強運動效果。孩童們在三週內會逐漸出現穩定性。一整個學期的感統運動訓練，可以改善好動、衝動暴躁、不專注、過度敏感的表現、和嚴重的協調不靈巧等情形。

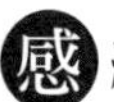

感統運動訓練時間的長短

如果學生的CPM、SPM、或托尼測驗的百分位值不錯，代表腦部的生理腦聰明度良好；所有學業、行為、或情緒表現不良，是因些許腦前額葉皮質的關聯神經通道蒼白和不足、和額葉後端身體形象模糊不清晰所引起，需要感統運動訓練三週到三個月，就會有很優良的改善。嚴重的運用障礙或組織雜亂無章時，需要三～九個月的訓練，才能完整地改進。基金會也曾治療過原被誤診斷為自閉症（有自閉症手冊），其實是發展遲緩的孩童，經過二年的訓練，非語言智商從86進展到126，功課和品性都非常優良，且無須再領有手冊。這些都需要家長長期的配合，和老師不斷鼓舞，才能讓大腦發展更臻完善。

修正或稱讚方式

老師對有大腦潛在發展能力的學童，可分配一點工作給他，針對弱點或缺點先加以稱讚說「做得不錯，再加……就更好或更優秀」，這類稱讚式的修正或鼓舞，會增進對學童自尊和自信心，而更加努力。

附錄一

2011暑期感統訓練改善成效，家長後繼和學校訓練的優點

鄭信雄[1]、孔雅慧[2]、蔡美錦[3]、顏樂美[4]

1 台北市永春文教基金會台灣學習障礙研究所　神經精神科醫師
2 台北市永春文教基金會台灣學習障礙研究所　教學部主任
3 台北市大橋國民小學　輔導室主任
4 台北市大橋國民小學　特教組長

附錄一　2011暑期感統訓練改善成效，家長後繼和學校訓練的優點

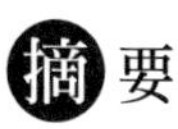要

本研究2011年暑期密集式感覺運動統合二個月的的治療訓練的結果，跟不同族群、和不同時間——學校團體訓練三個月、和個別三～八個月期間的訓練結果做比較。訓練的原理是在滑行板上俯臥伸張姿勢的做漸增式的活動——推球、交換球、和手走路等三種活動，可以改善額葉的腦神經通道；因此情緒的衝動或內向個性，在訓練三週前後先看到較專注不分心和穩定的情緒；學習障礙則需三～六個月內，把額葉軀體區的身體形象從模糊改善到精緻清晰、手眼協調靈巧，再顯現學業的大幅進步。情緒的衝動（包括霸凌）和學習障礙是學童腦神經通道結構上的輕度缺陷，可透過這些活動以獲得改善，在學校和家中都可以訓練獲得改進。家長要負起基本上接納孩童之好的行爲和欠佳的表現，以及負起引導訓練的責任；學校輔導室或導師可以提供時間和關懷督導的作用。如此可獲得最大的成果。

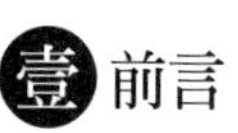前言

一般學術界或心理師，對好動分心和學習障礙學童的協

助，僅止於能力的鑑定和課程的建議。對好動、衝動、分心不專注，或聽、讀、說、寫、或演算能力的改善多少，或第二次評估實際進步多少，不是沒有就是很難做到。如果有任何治療，大概是由精神科醫師的診斷和開興奮劑，有效時間只有三～四小時或七～八小時，最新的報告是一～二年後也沒效（L.ALAN SROUFE, 2012; Jensen, Peter S., 2001）；什麼時候可停藥、或改善到人類行爲最高準則的功課和學習執行的自動化，長大後就業的負責組織企劃書、靈巧執行能力、和最後報告書的撰寫，或衝動分心的情緒改善到感同身受、和同理心的境界，大概不可想像會到達，或遙遙無期。況且精神科醫師或精神科社工師都沒有評估及教導家長如何面對適應欠佳學童的習性，缺乏短、中和長期輔導家長的策略。

而復健或職能治療師對適應欠佳學童的物理治療，只側重內在驅策力，做些知動訓練還不如的一週一次感覺統合治療（Ayres, 1972, 1981），沒從事大腦皮質腦神經通道的改善，也沒有教導家長如何帶動孩童；健保給付每週半小時的知動訓練費，訓練量少，也沒改善大腦皮質腦神經通道的結構，一點也沒效果。

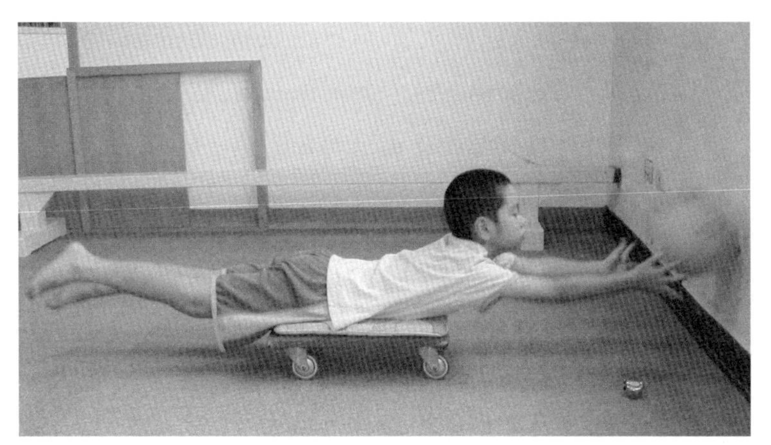

圖1　密集式感統訓練項目之一：對牆推球

現實治療訓練中，從愛爾絲（Ayres）的感覺統合治療（Sensory Integration Therapy）延伸出來的密集式感覺運動統合訓練（Sensory Motor Integration Training-SMI Tx、或感統訓練），對好動、衝動、分心不專注，或聽、讀、說、寫、或演算能力的改善，效果最好。愛爾絲的原著（Ayres, 1972, 1980）中有提到頸背收縮時的本體感受器官（肌肉關節動覺）對內耳前庭平衡器官（圖3）的影響，也提到從古老前庭器官的反抗地心引力是低等動物發展到高等動物的引導原動力；但愛爾絲只想到腦幹如何傳遞人類感覺的訊息，沒看到密集式感覺運動統合訓練（圖1）或充足的感覺統合治療，療效可到達人類額葉大腦新皮質（Gorenstein, Mammto, Standy, 1989; Grozinsky, Diamond, 1992; Shue, Douglas, 1992）（圖2、圖5），引導分心、情緒衝動、書寫、和閱讀之整體的改善。鄭信雄和葉子成對好動分心和感統失常會引起學習障礙的小學高年級學童，做功能性磁振造影（BOLD fMRI）（Castellnos, 1997; Vaidye, 2001）的結果顯示：沒做感統訓練的這些學童，腦前額葉和軀體區皮質的腦神經通道非常不足，顯現蒼白；有做密集式感統訓練三～六個月後的這些學童，腦前額葉和軀體區皮質的腦神經通道密集度很充足，接近成績良好、情緒穩定學童的正常腦神經通道的密度。對適應欠佳學童做密集式感統訓練三～六個月，腦前額葉和軀體區的腦神經通道密集度是永遠增加，專注、靈巧、組織企劃、和情緒穩定，是永遠的改善（鄭信雄et al., 2006; Jung, Yeh, 2009）。跟精神科門診只開興奮劑和沒輔導家長的治療，結果完全不一樣。（這些學童訓練前腦前額葉的缺陷——腦神經通道蒼白、訓練三～六個月後腦神經通道之優良改善、和正常學童原本優良的神經通道做襯托組，比較三組的功能性磁振造影fMRI圖和說明，請參考：永春文教基金會網頁；特教季刊101；Alternative Medicine Research 2009。）

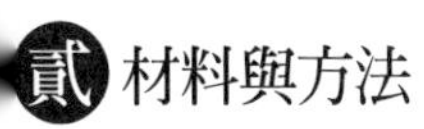

貳 材料與方法

一、密集式感覺運動統訓練的基礎和原理

根據我們執行密集式感覺運動統合訓練三十年來的經驗，把感統訓練的項目濃縮到三項——俯臥在滑行板上做推球、交換球、和手走路，讓家長在家中容易帶動做活動訓練，我們只需一次或多次輔導家長帶動的技巧和逐漸增加活動數量的原則，五年以來從遠地而來的四十五個有顯著衝動分心和學習障礙的學童，家長在家訓練三～六個月內，在老師的眼光中和第二次老師評估單的附言上說，家長們都把孩童變成新的人——改善專注、手眼協調靈巧、有組織企劃能力、和情緒穩定。我們加強俯臥在滑行板上做運動，是因爲俯臥在滑行板上會產生強烈的頸背收縮，會帶來頸背上的肌筋、骨頭、關節和韌帶上，強勁眾多之周邊神經本體感受器官的脈動（神經衝動）。本體感受器的大量脈動，會大量修正內耳前庭（圖3）十個器官在胎兒期發展過程中，對人類特有的大腦前額葉新皮質上神經通道引導的不足；引導大腦前額葉皮質上腦神經通道豐富足夠後，學童的情緒會穩定不衝動、上課分心玩耍變專注、眼睛的飄渺或讀寫的跳行跳字變穩定和平順追蹤。俯臥在滑行板上做推球、交換球、和手走

路，各項每天假定做500次30天總共1～2萬次或以上的活動，是把眾多在手、眼、臉、耳聽、和嘴之小筋肌上本體感受器官的脈動（神經衝動），透過修正前庭器官的引導，在大腦額葉後端的軀體區，把原來很模糊的身體形象和很不靈巧的協調，改善為精緻清晰腦內身體形象（圖2、圖5），產生優良的手眼協調、聽覺和手口的精緻靈巧協調，以利於讀書、

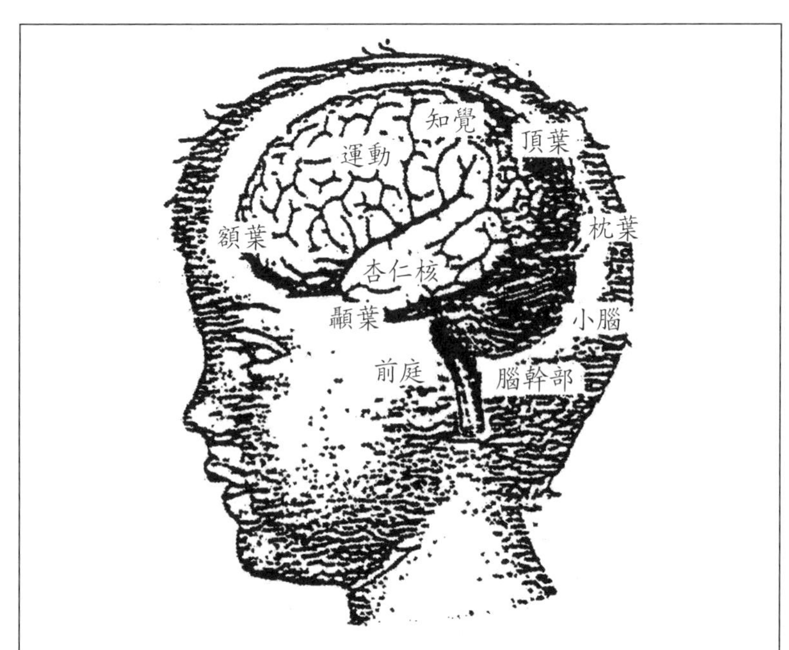

圖2　臉部五官和中樞神經系統中，大腦、小腦、腦幹部和前庭位置圖

寫字、成績向上、組織企劃能力、和創造文明的原動力。

二、評估方法與工具（基金會的平常模式）

我們評估學童適應欠佳問題的輕重評估，從家長自由敘述、勾選愛爾絲的感統失常六十題態度量表得分跟常模的比較的評估、勾選好動衝動分心量表、導師和／或安親班老師的評估。這些評估方式曾在特教季刊101期關於「功能性磁振造影顯示密集式感覺運動統合訓練對注意力缺陷過動症學童的療效」文有詳述（鄭信雄等，2006），此處不再敘述。同一時間，我們也對孩童做非語文智力測驗——非語文抽象推理測驗（TONI-2）；把語言或國語文、數學、符號替代、記憶力、及其他文化影響等學童困難的項目拿掉，較可以知道學習障礙或衝動分心孩童的潛在能力是多少。

三、問題的源頭；訓練的項目和時程；家長帶動能力評估和輔導；第二次訓練評估

評估最後告訴家長孩童的問題是語言暴力或動作衝動、注意力分心、五官感覺動作的不靈巧或／和過度敏感抑制困難（Schacher, Logan, 1990; Rubia, et el., 1998），在大腦中哪些部位的發展不足，引起學童在學校生活適應上的困難或欠

佳，為何和如何做治療訓練，大約時間是多久。

我們通常會告訴在學校適應欠佳學童的家長：能在家中早上課前或課後，每天做俯臥伸張姿勢的活動——推球、交換球（由家長坐著，孩童俯臥在滑板上，做交換球）、和手走路，一般要做三～六個月；在第二～四個星期的前後，家長可看到初步的訓練成果－較為情緒安定和專注、較為不衝動，寫功課較不分心，也較整齊清潔；此時如還沒進入情況，我們也評估家長在家中帶動孩童做三種運動、和訓練學童做家務事的能力，使用增強物或不需用的情況。

一般運動會產生腦內啡（Endorphin），孩童運動後會有實踐感、成就感和愉快感，加上家長偶爾的輕聲稱讚：「你進步好多！」、「你用運動改善你的粗心、好動分心、手眼協調的笨拙、或功課的進步……，爸媽很高興！」，孩童都會很高興勤做運動，良性回饋就會產生。如果家長是不靈巧、敏感衝動、或用口語威脅且要強勢糾正孩童的運動姿勢不對或不當的行為時，因孩童的困難尚未改善、做不到、被標籤、或隱含壞孩子的意念，孩童的自尊心自信心嚴重受損，孩童會拒絕合作或做消極的抵抗；此時，對家長的再輔導和追蹤輔導很重要，終究家長自己抑制力的意念較強，良性循環才會重新建立起來。要修正學童不良行為，要等孩童能接受，也要用些許稱讚的少量漸進方式，鼓勵修正。

三個月後再評估一次所有的項目，包括第一次家長自由敘述項目的改善或沒進展的程度和新發現的項目，跟家長做鼓舞式的深談和輔導。由於更專注和手眼協調變靈巧，二、三個月後，非語文抽象推理能力測驗的重測得分會提高很多，統計上比第一次測得分達到有意義的區別（圖4）。

參 研究對象和研究設計

從2011年5月4日基金會在網路刊登「運用暑假進行密集式感覺運動統合訓練班，提升專注力和靈巧做功課，增進穩定情緒之暑期班」之課程訊息。課程時間爲7/01～8/26，共32堂課，約兩個月，每天一小時，主要開放週二～週五，週六提供彈性補課。到5月底前，共20位學生來參加2011年暑期密集班，男童16人及女童4人，年紀介於四～十一歲。這是基金會每天能接受的一般容量。

開始時每一位學童都接受欠佳問題的輕重評估如前述，和現場觀察——對家長解釋孩童的舉止——有沒有傾聽或分心玩別事、好動衝動、緊張焦慮、前庭功能的不良姿勢和動作等等。兩個月感統訓練結束前，每一位學童也接受同樣的

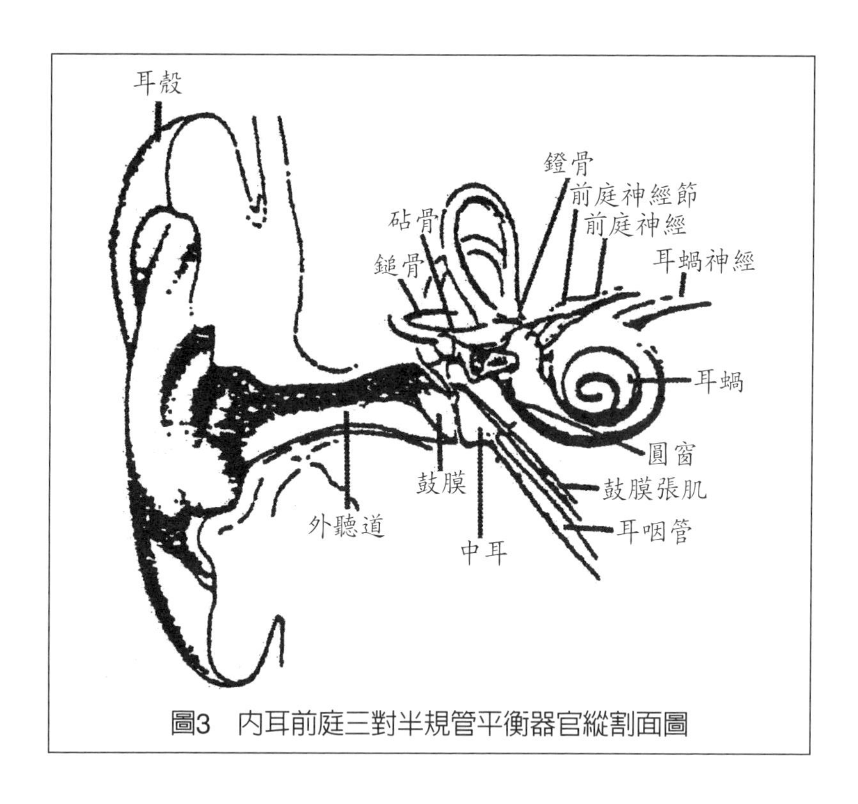

圖3　內耳前庭三對半規管平衡器官縱割面圖

評估，加上感統訓練師每日長期觀察及蒐集的紀錄；但導師和安親班老師的評估，等開學一個月後，由新或舊老師觀察熟悉新學期全班20～30位左右孩童後所做比較評估。另外，除了一人未滿五歲，無法施測，其餘孩童均有進行「非語文抽象推理能力測驗（TONI-2）」之前後測。

訓練項目除前述三項每週逐漸增加數量和難度的推球、

交換球、和手走路外，加上斜坡的俯衝、滑板上原地旋轉、以及以大龍球擠壓三夾墊板中的孩童等，愉快舒服的項目。（有關運動做法和漸增數量，可參考永春文教基金會網站影片，或Youtube：everspring7頻道）

由於暑假期間孩童較有空，我們建議家長在週末假日時，早上和中午各做一次訓練，中間空檔做功課、讀課外書，或打中英文電腦來寫讀書摘要或心得，下午帶到操場玩球類或其他娛樂；從國小一年級以上的學童，建議做點家務事，養成習慣，將來較會照顧家人和部屬等負責任的態度；我們告訴家長：愈會安排作息和一點（不要過多）輕聲稱讚孩童時，療效愈好。

治療訓練的改善達到滿意程度，是指某項欠佳行爲的改善，家長、和老師的評估回答都達到很少發生或沒發生的程度（態度量表5等分中的1或2），和感統訓練師每天觀察記錄看到全盤的改善，才算滿意的改善。

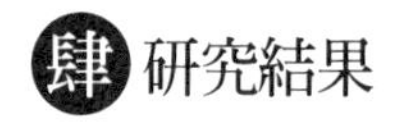

肆 研究結果

表1　20個暑假感統訓練學童之欠佳症狀人數和兩個月訓練後達滿意改善的百分比

觀察項目	失常人數	滿意人數	改善比
好動	**12**	**8**	67%
衝動、口語暴力	**12**	**8**	67%
分心、不專心、注意力不足	**19**	**15**	79%
觸覺防禦（五官敏銳、抑制困難）	**20**	**14**	70%
同儕人際關係	**13**	**12**	92%
脾氣固執	**11**	**10**	91%
脾氣暴躁	**13**	**12**	92%
學習障礙	**14**	**9**	64%
手小肌肉不協調和無力	**10**	**9**	90%
讀寫跳行跳字（眼睛飄渺不定）	**12**	**10**	83%
吃飯慢且滿地菜屑	**15**	**8**	53%
穿衣鞋慢和笨拙	**12**	**10**	83%
兒童運用障礙（不靈巧、弱協調）	**16**	**12**	75%
語言障礙（口齒不清）	**4**	**3**	75%
重力（地心引力或姿勢）不安全症	**5**	**5**	100%
個性內向（害羞，沒自信心）	**7**	**5**	71%
整體均改善比例	**183**	**142**	**77.6%**

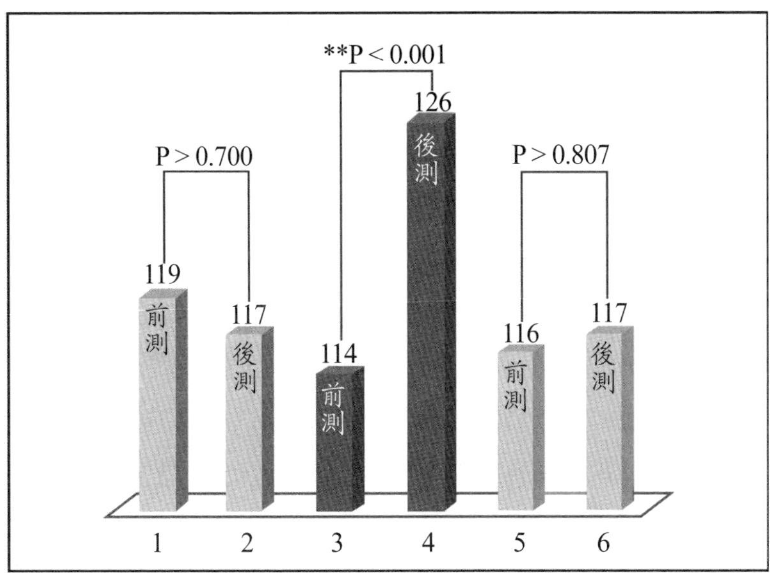

圖4　非語文抽象推理能力測驗（TONI-2）三群不同時間和族群間，前後測的結果

附註：

- 柱體1和2是有關抽象和推理非語言智商（TONI-2），間隔一星期前後測的平均得分，統計上沒顯示有意義的差別P > 0.700。（永春文教基金會有好動分心和感統失常的學障學童，人數30人）
- 柱體3和4是有關抽象和推理非語言智商（TONI-2），間隔密集感統訓練二個月前後測的平均得分，統計上顯示有意義的差別P < 0.001。代表永春文教基金會學童（19人），經過二個月密集感統訓練，有眼球專注和靈巧協調的改善，可以表達出天生潛在能力的較高得分。
- 柱體5和6是有關抽象和推理智商（TONI-2），從某全校410位學童評估量表得分的T分數35分以下，代表有感統失常和好動分心的雙數組30個學童，尚未經過感統訓練（預計第二學期再做訓練），間隔三個月的前後測的平均得分，統計上沒顯示有意義差別P > 0.807。（某國小學童人數30人）
- 三組中的前後測學童，在性別與平均年齡沒達到有意義的差別。

伍 討論

表1是20個學童中，各項欠佳或失常症狀的人數和訓練兩個月達滿意程度改善的百分比。比起表3在2009年基金會在同樣滿意程度的統計，48位學童做三～八個月的訓練總成績93%圖5，本次密集訓練只有兩個月整體改善率達77.6%，是很優良。分心不專注，也是來自前額葉皮質腦神經通道的不足，

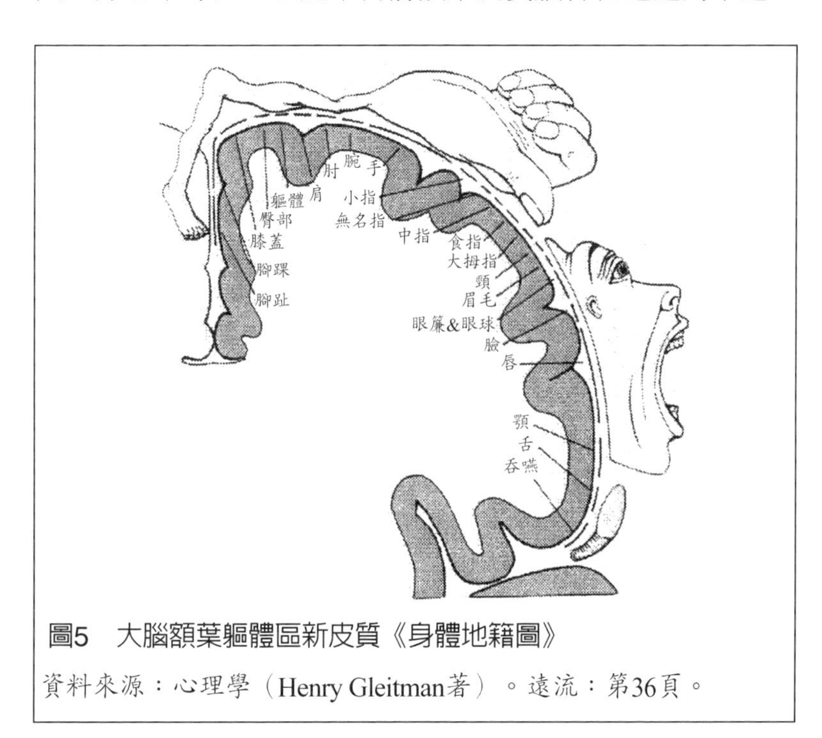

圖5　大腦額葉軀體區新皮質《身體地籍圖》

資料來源：心理學（Henry Gleitman著）。遠流：第36頁。

引起的五官感覺過度敏銳抑制困難（觸覺防禦）；此處新皮質腦神經通道可以改善進步到79%，也是很優良的成績。同儕人際關係、脾氣固執和暴躁都可以改善到90%以上，代表前額葉皮質腦神經通道先有力改善的地方，是密集式感統訓練優先改善情緒調節的部分。口語衝動67%和學習障礙改善64%，較慢或較少滿意改善；要等讀寫跳行跳字（眼睛飄渺不定）83%、手、眼、耳、和口靈巧協調的改善，亦即額葉後端軀體區（運動和感覺投射區）新皮質腦神經通道，要高度協調改善，需較長時間密集感統訓練，才能改進大多數。吃飯慢且滿地菜屑改善54%，較慢也較少滿意改善；當手口協調改善後，其他是習慣和家規的問題，需要教導家長如何改進的措施——如吃飯不看電視，限定時間或再延長五～十分鐘、到時不責罵也不通融就收起來，或改變菜色變得較喜歡吃等等。

個性內向（害羞沒自信心）學童，在兩個月感統訓練後有71%，改變爲較爲積極活潑、和敢跟別人討論，也算很良好；一般把五官敏感抑制困難和手眼協調不靈巧改善後，自信心會增進和內向會改善活潑氣質；在三～八個月的密集感統訓練（表3），內向個性可以有91%都改善。語言障礙（口齒不清）改善75%，是兒童運用障礙（不靈巧和弱協調）中的口齒部分；我們一再經驗到沒有語言治療師的協助，腦額葉上嘴唇、舌頭、和臉頰的身體形象的靈巧度改善後，語言障礙就自動改善（圖5）；這當中，我們沒有訓練過兔唇兒或成人大腦語言區的中風；兔唇兒的口齒不清，來自先天的缺陷，跟中風病人後天的語言區受損，肯定需要語言治療師的協助。重力（地心引力或姿勢）不安全症改善100%；如沒改善，只生活在怕高和怕車子快速陰影之下，所有增進靈巧的活動都無法進行改善；其實，在密集式感統訓練當中，趴在滑行板上的俯臥伸張姿勢加上活動（圖1），會產生頸背肌肉和筋骨上的強勁本體感受器脈動（神經衝動），足以讓重力不安全者在感統訓練的早期，對內耳前庭平衡六個半規管和四個橢圓囊和球狀囊中，一部或多部的太敏感，都會改善過來，才能訓練進一步的手眼協調和其他靈巧的改善。

除一週五天至基金會做訓練外，家長能帶動每天在家中能多做一次三種運動、週六週日各做兩次的學童共10人，平均整體改善比例達82%，高於兩個月整體改善77.6%的比例。顯示這些家長在家中能帶動做感覺運動統合訓練，並接納孩子生理上的困難或缺失、也不責備，加上帶動技巧的改進，對於孩子的進步，有明顯助益。開學後持續至永春文教基金會上課有9人，持續進步中。然而時至12月，因氣溫變化較劇烈和感冒傳染的緣故，3個孩童有退步的現象，我們隨即與家長溝通：接納並體諒孩子，多補充水份及維他命B群或維他命C，並持續運動。很快地孩童皆恢復至原來的進步程度。

表2是2004年大橋國小感覺運動統合訓練前後之訓練組和控制組，學校團體感統訓練三個月後，老師評估前後測的比較。從全校410位學童中，篩選訓練的條件是家長和導師態度量表評估得分全數經電腦轉換爲T分數，T分數35分以下（1.5標準差以下）有兩項或以上者，是訓練對象，其中最少需有一項來自老師，因老師比較20～30位同學行爲的評估較爲公平正確。選出64位學生當中，單數組先訓練是爲訓練組，雙數組爲控制組；控制組下學期再訓練。訓練組有3位家長沒交同意書，因此人數只有29人。兩組都有課業補課和輔導室輔導；訓練組加上每天早上自習課四十分鐘中，到設備和通風良好寬闊的地下室、做團體密集式感統訓練三個月。學校團體感統訓練需有部分適應欠佳學童的家長當志工、和家長會愛心家長的參與和領導，輔導室主任和特教組長的積極協調和關心。大橋國小能做學校團體感統訓練十年，校長的傳承支持，也功不可沒。學校導師的密集感統訓練後測整體評估，改善率達到81%，比起傳統方式的改善率47%，統計上達到有意義的差別。如霸凌學童跟情緒衝動、特別是聰明

表2　2004年大橋國小感覺運動統合訓練訓練組和控制組人數的後測比較

學校團體感統運動訓練三個月後老師評估（後測）

訓練組（29人）			對照組（32人）（下學期訓練）	
評估項目	進步	沒進步	進步	沒進步
好動	20(87%)	3(13%)	07(47%)	08(53%)
衝動情緒	12(80%)	3(20%)	06(40%)	08(60%)
分心不專注	17(71%)	7(29%)	10(35%)	13(65%)
人際不良	11(79%)	3(21%)	06(56%)	06(44%)
語言障礙	10(83%)	2(17%)	03(67%)	05(33%)
國語欠佳	16(89%)	2(11%)	08(44%)	09(56%)
數學欠佳	15(79%)	4(21%)	07(46%)	07(54%)
師評整體	*101(81%)	*24(19%)	*48(47%)	*55(53%)

#師評整體訓練組達到81%的進步，比對照組的47%進步，卡方測驗顯示訓練效果，統計上達有意義的改善。

*P < 0.05

但功課不好有關係時，在有愛心小朋友參與、不會被貼標籤的情形下，做密集式感統訓練，應是這類學童接受訓練改善的首選，或長遠解決之道。

表3是永春文教基金會2009年密集式感覺運動統合訓練對48位學童適應欠佳改善百分比之比較。滿意的改善比率從

附錄一　2011暑期感統訓練改善成效，家長後繼和學校訓練的優點

表3　永春文教基金會2009年密集式感覺運動統合訓練對48位學童適應欠佳改善百分比

觀察項目	失常人數（前測）	滿意改善人數（後測）	改善百分比
1. 好動	31(65%)	30(63%)	**97%**
2. 衝動（口語暴力，插話，搶發言）	25(52%)	22(46%)	**88%**
3. 注意力不足	41(85%)	36(75%)	**88%**
4. 觸覺防禦（感覺敏銳抑制困難）	43(90%)	39(81%)	**91%**
5. 同儕人際關係	31(65%)	29(60%)	**94%**
6. 脾氣非常固執	26(54%)	24(50%)	**92%**
7. 脾氣暴躁	28(58%)	26(54%)	**93%**
8. 學習障礙	33(69%)	31(65%)	**94%**
9. 手小肌肉不協調和無力	31(65%)	31(65%)	**100%**
10. 讀寫跳行跳字	18(38%)	15(31%)	**83%**
11. 吃飯慢且滿地菜屑	32(67%)	32(32%)	**100%**
12. 穿衣鞋慢和笨拙	37(77%)	35(73%)	**95%**
13. 兒童運用障礙，不靈巧、弱協調	45(94%)	44(92%)	**98%**
14. 語言障礙，口齒不清	14(29%)	12(29%)	**86%**
15. 重力不安全症，懼高症、怕高速	17(35%)	15(31%)	**88%**
16. 個性內向（害羞，失自信心）	11(23%)	10(21%)	**91%**
17. 整體改善	（83%～100%）		平均**93%**

附註：

1) 以2009年接受訓練前測和後測評估的學生48人為分析的主體。一般學生每週2天到基金會訓練做一小時活動，並做觀察和記錄；同時要5天在家中由家長帶動訓練三項——推球、交換球、和手走路等活動訓練。
2) 男生44人，女生4人。從幼稚園到高二，年紀四歲到十六歲。幼稚園和小一學生占多數65%。
3) 接受治療訓練時間從三到八個月，50%接受三個月，30%接受四到六個月，20%做八個月。
4) 訓練前後，基金會也請導師／安親班老師做在校觀察評估。滿意的改善是指父母親、學校導師、和永春感統訓練師的觀察記錄，孩童在學業和行為情緒上，有全盤令人很滿意的改善——特別是回家後自動做運動、自動做功課和核對後請家長過目、和幫做家務事——這是孩童額葉理性大腦成熟後，會快樂自動執行分內工作。也是長大出外讀書和事業成功的準備工作。
5) 永春基金會很重視家長能在家中帶動孩童做運動，和改善親子關係。我們也判斷家長背景、個性和帶動孩童的能力，看有沒有被孩童吃定、消極的不合作、對孩童自尊心和自信心的傷害，並給有困難的家長一再輔導。

83%～100%，整體改善平均93%。永春文教基金會對個人的治療訓練，很重視家長能在家中帶動孩童做運動，和改善親子關係。我們也診斷家長如何敘述孩童困難的個性、和帶動孩童的能力，看有沒有被孩童吃定、和孩童的消極不合作、對孩童自尊心和自信心的傷害，並給有困難家長一再輔導。從表1上整體改善77.6%（二個月的訓練），比較表3的93%整體改善（三～八個月的訓練），顯然智商正常卻有顯著學校適應困難的學童，密集感統訓練的時間最好療程是三～六個月或少數需八個月，加上家長的瞭解和配合。因此對二個月暑期密集班的學童和家長一直鼓舞開學課後，每日回家後，吃點東西，做交換球和推球半小時（或各500下），再做家庭作業，較能更專注和靈巧；週六和週日各兩次；這樣維持三個月。以後再改爲週三和週六日打普通球類運動或戶外活動，維持讀書和做事的高效率。

圖4是非語文抽象推理能力測驗（TONI-2）在三對不同時間和族群間，前後測的比較。學童整體智商（IQ）與國語和數學等學業成績的高低有一定高程度的相關。若孩童在功課和情緒管控有困難，而他的抽象和推理非語言智商表現在正常或較高之範圍，顯示他在腦神經中有關五官的感覺運動統合有過度敏感、衝動、分心、手眼非常不靈巧、也不協調等

症狀，是引起學習困難與情緒困擾的很重要原因。這些困難不是從功課成績和情緒觀察所能表達出來，這是為何要做抽象和推理非語言智商測驗（TONI-2）的原因。此測驗也遠比魏氏智力測驗和比西智力測驗更容易知道孩童大腦的潛在能力有多高，對家長的鼓舞和配合性更高。

對國小中高年級、國中、高中或大學學生等潛在反抗性強的學生，在情緒過度敏感、衝動、或手眼協調非常不靈巧，引起功課和人際關係困難時，特別面對潛在中、高抽象和推理智商學生，我們希望他們在首次和第二次的評估時，參加和聽講評估的過程、瞭解自身腦神經生理失常的原因和進步的情形；跟潛在聰明能力的差距，和可以從有效的簡單運動中，可獲得改善；如果不加以改善會終身伴隨（鄭信雄，李月卿，1989；鄭信雄，葉莉薇，1990；李月卿，鄭信雄，1996）；做密集感統訓練每天花三十分到一小時，三～六個月時間的結果是值得的，絕大部分會改善。如沒接受感統訓練，或過度敏感抑制困難、衝動、或手眼不靈巧、不協調等沒改善，這些現象會終身伴隨，長大出社會或上班，總會自己感到、或被認為孤芳自賞和懷才不遇，或感覺到他人都在談我的壞話；嚴重時，會一再改變工作，短時間後都沒法上班，有些人到後來只會待在家裡靠父母或親戚，潛在意思是：聰明而不上班或就業、或好吃懶做。眞正的腦神經生理上的問題是：五官過度敏感加抑制困難和手眼協調笨拙，同時存在，融不進社會人群，無法接受激勵措施。這些五官過度敏感抑制困難、和手眼協調笨拙的學童，應從幼稚園或國民小學開始，接受密集式感覺運動統合訓練三～六個月，短時期內都有很好的機會獲得改善。

陸 結論和後續工作

利用暑期兩個月空閒時間，做密集式感統訓練，對學校生活適應欠佳或嚴重困難的改善，可以看到初始和中高等程度的改善體驗；還沒到整體平均90%以上和長遠的改善。密集式感覺運動統合訓練對前額葉腦神經通道不足引起的好動、情緒衝動、分心不專注、和眼睛的飄渺不定，都會有很良好的開始進展；對額葉後端軀體區上的新皮質腦神經通道，身體形象從模糊改善到清晰，對手操作、眼看和掃描、聽到重點後馬上做、和配合嘴說話等的協調，有初始和中高度的改善。

開學後，家長除協助學童每天做半小時俯臥伸張姿勢的高階推球和交換球三個月、以增進精緻身體形象的形成和靈巧協調外，家長要開始稍微鼓勵和稱讚、其後養成自動讀書、自動寫作業、和自動幫作家務事等重點。也可考慮讓孩童在週末打球或游泳當增強物，用電腦拼音打字學寫讀書摘要或心得，經三、五次自我慢慢添增和修改、或之後在高年級學生試著學習寫家中和班上活動企劃書等等，請家長和老師過目和獲得適當稱讚，都是家長可以讓孩童增加在同儕中的自尊心和自信心，和發揮才能的開始。因此對原始分心、情緒衝動、或學習困難的學童，兩個月的密集感統訓練，是感受到進步喜悅的良好開啓，而不是結束。

如果到這後面階段，國小五、六年級以上學生，情緒控管進步穩定到有同理心和感同身受的程度，功課卻因基礎打不好而始終跟不上，我們也建議家長，讓學童接受多元智慧量表的圈選，找出學童最優的技巧或幾個項目；也進一步從多元智慧內容中眾多可選擇項目內，從試做和修正當中做中長期的磨練，找出最配合或有利學童未來發展的科目；這應是學童最有興趣的項目，從最基本的地方開始補習，直到可以接受跟別人共事討論或腦激盪的團隊成長，或可以自己獨當一面的發展。

柒 臨床意涵和建議事項

密集式感覺運動統合訓練是對好動分心、情緒衝動（包括霸凌性格）、和手眼協調笨拙引致的學習障礙等等，從大腦額葉高功能新皮質的腦神經通道缺陷修補著手，效果非常廣泛且有速效、整體改善的訓練方法——通常在二～四星期內就看到分心變專注、和暴躁個性變溫和等初步現象；功課的進步要等手、眼、嘴等之協調靈巧改善，約三～六個月的感統訓練才做得到大部分的滿意改善。訓練方法簡單，只要在滑行板上做躲避球或籃球的推球、交換球、和手走路三種活動，在家中和學校團體訓練都可以做。

學校團體訓練有許多的好處：

(1)在校長和輔導主任支持下，學校在課前做密集式感統訓練，對分心衝動和手眼協調笨拙之學障學童有很好的處理方法，老師可專心教學的重任，負擔減輕很多。

(2)不需要好動分心和學習障礙的評估。老師比較班上20～30個左右學童適應欠佳的評估很可靠，在五等分態度量表有常常和總是（4或5）兩項或三項的學童，可直接轉介做感統訓練。

(3)需訓練學生人數多，學童比較沒有被貼標籤的感覺；學生中的良性競爭也是很重要的驅策力。

(4)設備費用也簡單；現在每班學生人數大減，閒置的教室也多，都可以當做感統訓練場所。

(5)學校長期開辦感統訓練班的意願很重要，特別是二～三年期一任的校長、輔導主任和特教組長沒交代轉接，前主管的美意就消失了。

(6)家長會會長的關心和基礎設備協助，很有幫助。

(7)從學童有適應欠佳的家長中，選出一位有時間可以全程參加訓練和記錄的主導者，很重要。

(8)參加家長和學童有關任何問題、每二週或每月一次的討論會，由有感統訓練經驗的心理系、社工系、或相關科系的感統訓練師參加討論；家長較容易接受新觀念和努力。

(9)教育主管或特教系主管如認爲本方法可行，可從參觀永春文教網站的影片或看YOUTUBE/everspring7頻道，先小規模體驗，再擴大實施。

參考文獻

Ayres, J. (1972). Sensory Integration and Learning Disorder. Los Angeles: Western Psychological Services.

Ayres, J. (1980): Sensory Integration and the Child. Los Angeles: Western Psychological Services.

Ayres, J. (1981). Southern California Sensory Integration Tests (SCCIT). Los Angeles: Western Psychological Services.

Gorenstein E.E., Mammto C.A., & Standy J.M.(1989). Performance of inattentive-overactive children on selected measures of prefrontal – type function. *Journal of Clinical Psychology*, 45: 619-634.

Grodzinsky G.M., & Diamond R.(1992). Frontal lobe functioning in boys with attention- deficithyperactivity disorder. *Developmental Neuropsychology* 8: 427-445.

Gilliam J.E. (1995): Attention-Deficit/Hyperactivity Disorder Test (ADHDT): *Psychological Assessment Resources*, Inc. Lutz, Florida 25: 3-165.

Nolan J., Jung S.S. (2004). Improvement of Attention Deficit Hyperactive Disorder with Intensive Sensor-motor Integration Training. *Proceeding of Pacific Rim 2004 Conference for Disabilites*. Page 35 & 64.The Center on Disability Studies at The Hawaii University, Hawaii.

Rubia K., Oosterlaan J., Sergeant J.A., Brandeis D., & Van Leeuwen T.(1998). Inhibitory dysfunction in hyperactive boys. *Behavior Brain Research* 1998; 94:25-32.

Shue K.L., & Douglas V.I.(1992). Attention deficit hyperactivity disorder and the frontal lobe syndrome. *Brain Cognition*, 20:104-124.

Schacher R., Logan G.D. (1990). Impulsivity and inhibitory control in normal development and childhood psychopathology. *Developmental Psychology*, 26:710-720.

Castellanos F.X.(1997). Toward a pathophysiology of attention-deficit/hyperactivity disorder. Selective effects of methylphenidate in attention deficit hyperactivity disorder: A functional magnetic resonance study. *Clinical Pediatrics*, 36:381-93.

Vaidya C. J. (2001). Selective effects of methylphenidate in attention deficit hyperactivity disorder: A functional magnetic resonance study:*Psychiatry*, 179(2): 138-143.

Jensen, Peter S. M.D.; Hhinshaw, Stephen P. Ph.D.; Swanson, James M. Ph.D.; Greenhill, Laurence L. M.D.; Conners, C. Keith Ph.D.; Arnold, L. Eugene M.D.; Abikoff, Howard B. Ph.D.; Elliott, Glen Ph.D., M.D.; Hechtman, Lily M.D.; Hoza, Betsy Ph.D.; March, John S. M.D.; Newcorn, Jeffrey H. M.D.; Severe, Joanne B. M.S.; Vitiello, Benedetto M.D.; Wells, Karen Ph.D.; Wigal, Timothy Ph.D. (2001) : Findings from the NIMH Multimodal Treatment Study of ADHD (MTA): Implications and Applications for Primary Care Providers : *Developmental and Behavioral Pediatrics*; 22(1) 60-73.

Jung S.S., Tzu-Chen Yeh (2009). Therapeutic Effect of Intensive Sensory Motor Integration (SMI) Training in Children with ADHD: Behavioral and fMRI Studies: *Alternative Medicine Research*, 1(3) :339-352.

L.ALAN SROUFE (2012 January 28). Ritalin Gone Wrong: New York Times: opinion

Lina B., Rita J. S., Susan K. J.. *The Test of Nonverbal Intelligence, Second Edition (TONI-2)*:American Guidance Service (1999-2012), 4201 Woodland Rd. Circle Pines, MN 55041-1796.

鄭信雄、李月卿（民78）：兒童感覺發展檢核表實施手冊。**國民小學特殊教育叢書**32，台北市立師範學院特殊教育中心。

鄭信雄、葉莉薇（民79）：兒童感覺統合失常盛行率與學業欠佳和情緒困擾的相關研究。**民79特殊教育學會年會宣讀論文，中華民國台灣特殊教育百年慶特刊：聽覺障礙者之教育與福祉**。

李月卿、鄭信雄（民85）：**幼兒感覺發展檢核表實施手冊**。台北：心理。

鄭信雄、李月卿（民87）：**兒童感覺發展檢核表實施手冊**。台北：心理。

鄭信雄、葉子成、盧信宏、莊銘爐、顏樂美、方慧琴、林麗慎（民95）：功能性磁振造影顯示密集式感覺運動統合訓練對注意力缺陷過動症學童的療效。**特殊教育季刊**，101，9-16。

附錄二

功能性磁振造影顯示密集式感統運動訓練對注意力缺陷過動症學童的療效

鄭信雄[1]、葉子成[2]、盧信宏[2]、莊銘爐[3]、顏樂美[3]、方慧琴[4]、林麗愼[5]

1 台北市永春文教基金會台灣學習障礙研究所醫師
2 國立陽明大學醫學院放射學系，台北榮民總院教育研究部醫師兼助理教授
3 台北市大橋國民小學，輔導室主任
4 台北市西門國民小學，輔導室主任
5 國立台北師範學院附設小學，輔導室主任

附錄二　功能性磁振造影顯示密集式感統運動訓練對注意力缺陷過動症學童的療效

簡題：好動分心學童感統訓練後的磁振造影療效

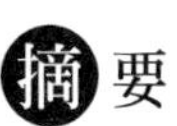要

本研究採用功能性磁振造影（BOLD fMRI）的方法，檢查8個正常男性學童（X1組），8個接受過感覺運動訓練三個月後的ADHD男性學童（X2組）以及8個訓練前的ADHD男性學童（X3組）。X2和X3兩組學童都未服用藥物，都接受感覺發展檢核表、注意力缺陷過動症檢測表、以及家長和老師評估的前後測驗。學童都來自高年級國小學生，年齡上顯示沒有差異；這些測驗前後測的變異分析都顯示X2組和X3組有顯著的差別，改善來自X2組的感覺運動訓練（$P < 0.05$）。

比較3組BOLD fMRI中Response control結果，在大腦的前額葉（Pre-frontal area）、內額葉（Medial frontal area）、扣帶迴（Cingulate gyrus）和尾狀核（Caudate nucleus）的表現有顯著的差別。X3組在這些區域顯示很少的血氧流量；X1組顯示這些區域很濃厚的血氧流量；X2組顯示中間偏X1的血氧流量。X2組和X3組差不多都達到或接近統計上有顯著的差別（$P < 0.05$）。X2組在BOLD fMRI的發現，符合臨床上導師和家長觀察到上課和寫功課的專注、靈巧、和良好執行能力，

以及注意力缺陷過動症檢測表的改善。證實俯臥伸張姿勢的密集式感覺運動訓練，對好動分心學童是長期有效的治療方法。

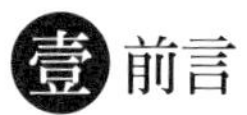

壹 前言

依據美國精神科醫學會對精神疾病診斷和統計手冊DSM-III-R版本，注意力缺陷過動症（ADHD）的特徵是：注意力不足、好動、衝動。神經心理學上的缺失包括高層次的執行控制功能，如反應性抑制（Response inhibition）（Barkley, 1977）和動作計畫（Motor planning）（Carte, 1996）。實驗性的研究一再證實注意力缺陷過動症孩童，在動作被要求抑制時，操作得很糟，例如：go-no-go（Trommer, 1992）（Shue, 1992）、stop（Schacher, 1990）（Rubia, 1998），和Stroop（Gorenstein, 1992）（Grodzinsky, 1992）等工作。好動的青少年被要求做暫時正確的動作時，也操作得很糟（Grodzinsky, 1992）。動作行爲的抑制困難可以解釋這些孩童的廣泛症狀，包括動作遲頓、對認知操作的匆促回應、對師長的教導延遲理會所發生的問題、無法拒絕內外不良誘因、反社會行爲、以及情緒控制困難等等。研究都顯示問題出在前額葉功能的失常（Wellington, 2005）（Castellanos, 1997）。Ritalin（利達靈）或長效藥「專思達」可以暫時改善；服藥中止，馬上恢復好動分心原狀。

臺北市永春學障研究所二十年來的推廣經驗和研究成果（鄭信雄等，民74，80，84，87；李月卿等，民85），證明密集式感覺運動訓練可以改善好分心學童上述的困難。訓練的原理是對內耳前庭的平衡器官、重觸重壓的觸覺、和筋肉關節的動覺，施給大量抑制性的刺激和少量激興式的活動（Ayres, 1972, 1980）；讓腦幹部和邊緣系統等低層次的腦神經中心，重新統整和再調節原始感覺的訊息；亦即讓尚未開啓的神經通道開竅起來，太敏感的神經通道則加以抑制，因此笨手笨腳的會靈巧起來，過度敏感的會減少敏銳；孩童可藉此改善生活和學習的實驗操作能力，和人際互動的關係。訓練人員改由老師和家長執行，每天做由簡單到較難的漸增式活動。主要活動是重新經歷幼兒長大到成人、和由低等動物發展到高等動物過程中爬和匍匐的姿勢。這種姿勢在動物世界對眼睛搜索食物和迴避敵人很重要，即對動物生存上有重大的意義（Ayres, 1972, 1980）。對人類而言，這腦神經低層次中心在爬和匍匐姿勢時期，如發育和掌控良好時，會讓眼前的畫面穩定清晰，得以進行閱讀和抄寫，不至於跳行跳字，這是改善學習障礙的首要工作；更重要的是，可以讓好動分心的人，變得穩定、專注、和靈巧；暴燥和固執的人變得安定和更具彈性。特別是對上課分心不時交頭接耳、功課的優先寫完、自動幫家務事、以及人際關係，全部改善；亦即對好動分心學童的動作行爲抑制困難，獲得全程的改進，特別是長期的改善。爲著瞭解好動分心學童的動作行爲抑制困難，獲得全程改進在腦神經的分布，我們特別採用功能性磁振造影的方式來驗證。

功能性磁振造影BOLD（Blood oxygen level dependence）fMRI（Functional magnetic resonance imaging）是最近發展非侵略性的檢查，在短時間的認知操作中，可以由很清楚的空間解析度，確定腦部被激發的部位。比較BOLD fMRI中Response control結果，ADHD學童有接受密集式感覺運動訓的前額葉（Pre-frontal area）、內額葉（Medial frontal area）、扣帶迴（Cingulate gyrus）和尾狀核（Caudate nucleus），比未接受訓練學童的同樣區域，在血氧流量的增加上顯示有意義的差別。

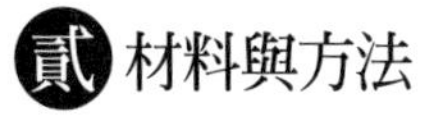

貳 材料與方法

研究評估工具

本研究評估工具有3項，分別是兒童感覺統合發展檢核表（鄭信雄等，民80，87）、好動分心量表（Gilliam, 1995）、班級老師（導師）對學童日常生活的八項評估。

(一)量表「兒童感覺發展檢核表」（鄭信雄、李月卿，民80，87），題目計六十四題八大分項，由家長來塡寫，題材來自愛爾絲所著《感覺統合和孩童》一書後面的核對表（Ayres, 1980）和筆者多年來觀察有關觸覺防禦和神經生理抑制困難的項目，比南加州感覺統合測驗（Ayres, 1981）更有觸覺防禦和重力不安症的比較常模——內容分爲前庭反應不足、神經生理抑制困難、觸覺防禦、發育期運用障礙、空間形狀視感覺失常、重力不安全症、成績脾氣暴起暴落、和心理自信自尊的形象欠佳等八分項。每一細症狀分成5個等級，依「從不」[1]、「很少」[2]、「有時候」[3]、「常常」[4]、「總是」[5]等五種程度，把學生半年來（和以前有過現在消失）學習障礙和情緒困擾專案，做適當的圈選。分別以1分、2分、3分、4分、或5分來計分。分數愈高，表示行爲愈嚴重。編輯成手冊（鄭信雄、李月卿，民80，87）時，經鑑別度、信度和效度的考驗，令人滿意。本研究運用此量表，在實驗前、三個月治療訓練後階段結束時期，和第六個月的追蹤期，各評量一次。第二次和第三次的評估，評最近兩周來學生學習障礙和情緒困擾症狀的進步、未進步、或退步的狀況。

(二)注意力缺失好動量表。本量表取材自ADHDT（Attention-Deficit/Hyperactivity Disorder Test），由James E. Gilliam於1995年所編著（Gilliam, 1995）。其基本概念來自美國精神科醫師協會的診斷和統計手冊MDS-III-R版，其中提到「注意力缺陷過動症候群」有三個主要症狀：好動、衝動、和注意力不足。三個分項中有關好動十三題、衝動十題、和注意力不足十三題，總共有三十六小題，原著有很好的信度和建構效度，因而廣被使用。每一細症狀分成三個等級，依「從不」[0]、「有時候」[1]、「嚴重」[2]，做評估。編譯成中文後，曾在永春學障研究所的感覺運動訓練場所試用乙年以上，相當符合臨床上的觀察。經鑑別度、信度、和效度的考驗，也很令人滿意。本研究運用此量表，在實驗前、三個月治療訓練後階段結束時和第六個月的追蹤期，各評量一次。第二次和第三次的評估，評最近兩週來學生好動、衝動、和注意力不足症狀的進步、未進步或退步的情況。

(三)班級導師對學童日常生活的八項評估，即對文科學業學習能力、理科學業學習能力、工具和玩具操作能力、學生社會人際關係、好動分心或專心度、語言流利程度、情緒穩定或暴躁衝動、情緒穩定或焦慮憂鬱等，依特別「優良或穩定」[1]、「正常或普通」[2]、「輕度失常或稍微跟不下上」[3]、「顯著或嚴重失常」[4]等程度做評估。本研究運用此量表，在實驗前、三個月治療訓練後階段結束時和第六個月的追蹤期，各評量一次。第二次和第三次的評估，評最近兩週來學生對這些症狀的進步、未進步或退步的情況。

參 研究對象和研究設計

研究對象是台北市某國小全校410人，訓練前發給感覺發展檢核表，和好動分心量表；班級導師對學生八項觀察項目的輕重圈選。開始訓練前，先篩選適應欠佳者，而把全校感覺發展檢核表、注意力缺失好動量表、老師評估等原始分數，都經轉換爲標準T分數，再進行比較和篩選適應欠佳者。適應欠佳者的篩選標準爲35分（含）以下的分數者，即得分平均值-1.5標準差以下的學童。原則上適應欠佳跨越兩項或以上的學生才預計參加運動訓練，最少其中的一項是由爲導師評估適應欠佳的個案，這是由於導師對全班學生的觀察較客觀和公平性。

原計畫讓班級中有適應欠佳單數學童為接受訓練的實驗組，在本期受訓；而班級中有適應欠佳的雙數學童為對照組，下期受訓。總計訓練組32人，男生26人，女生6人，後來3個男生因家長不同意而退出。對照組同樣是適應欠佳學生、只接受一般課程和心理輔導、但沒參加感覺運動訓練；對照組學生32人，男生23人，女生9人。兩組學生在性別年齡、感覺發展檢核表得分、注意力缺失好動量表得分、班級老師（導師）評估等的綜合症候群，都沒顯示有意義的差別。某國小的訓練組和對照組學童，在結束前，同樣接受兒童感覺發展檢核表、好動分心量表、老師八項評估，跟前測做統計變異分析比較，都達到有意義的進步。其結果另外發表（Nolan et al, 2004）（鄭信雄等，民91）。

在訓練組中另外選出，由家長和老師都勾選有好動分心現象嚴重的四、五、六年級男性學童8人，在接受密集式感覺運動訓練三個月後，接受功能性磁振造影的檢查，是為實驗組（X2組）；在原對照組中還沒接受感覺運動訓練前，選家長和老師都勾選有好動分心現象嚴重的四、五、六高年級男性學童8人，接受功能性磁振造影的檢查，是為功能性磁振造影檢查的對照組（X3組）；另外在四、五、六年級選成績優良且沒有好動分心的正常學童8人，接受功能性磁振造影的檢查，爲控制組（X1組）。功能性磁振造影的檢查，在台北榮總榮科進行，並得到臺北榮民總院人體實驗倫理委員會的核准同意，以及個別家長的同意簽章；經費來自永春文教基金會。功能性磁振造影的檢查，主要是進行BOLD fMRI（腦中血氧流量測驗）中之go-no-go的測試。測驗時，受測學童躺在磁振造影機器之磁場圓桶中，雙眼從反射鏡中看到各種圖形，在go的作業中總共看到十二種各種圖形，圖形之顯示間隔四秒，學童看到圖後都用右手食指按鍵看到圖形，電腦和磁振造影的連線會記錄整個腦內局部運作的血氧流量。在no-go的作業中也同樣看到十二種圖形，圖形之顯示間隔四秒，圖形中有不特定秩序出現的六隻烏龜，學童看到圖後都用右手食指按鍵看到圖形，但看到烏龜時不按，電腦和磁振造影的連線會記錄整個腦內局部運作的血氧流量；也會記錄看到烏龜而不按時，腦內抑制運作機制的血氧流量的不同分布，特別是運動和視覺在腦內的牽聯動作分布Stimulus control和Response control。比較X1、X2、和X3組之間在大腦血氧流量分布的差別加以統計分析。此外對X2和X3組同樣接受兒童感覺發展檢核表、注意力缺失好動量表、老師八項評估的前後測，做統計變異分析比較。每週或每月，我們也舉行家長討論會，討論如何提高學童的自尊心和自信心，和老師觀察的公平性和重要性，以及家長如何帶動孩童做家中事務的技巧。這樣配合腦神經生理和心理的重建，療效才會長遠。

肆 結果

就感覺運動訓練處理前後，實驗組和對照組在感覺運動失常症候群得分表現分析，從二因子混合設計變異分析顯示組別和測驗間有交互作用（$F_{1, 14} = 5.91, P = 0.029$），需進一步分析其意義；單純主要效果檢定結果的變異分析，表示差別來自實驗組的改善（$F_{1, 14} = 8.18, P = 0.024$）。另外就感覺運動訓練處理前後，實驗組和對照組在觸覺防禦（神經生理抑制困難）症候群得分表現分析，從二因子混合設計變異分析顯示組別和測驗間有交互作用（$F_{1, 14} = 9.28, P = 0.009$），需進一步分析其意義；單純主要效果檢定結果的變異分析，表示差別來自實驗組的改善（$F_{1, 14} = 8.95, P = 0.020$）。進一步就感覺運動訓練處理前後，實驗組和對照組在注意力不足好動症候群得分表現分析，從二因子混合設計變異分析顯示組別和測驗間有交互作用（$F_{1, 14} = 20.78, P = 0.0000$），需進一步分析其意義；單純主要效果檢定結果的變異分析，表示差別來自實驗組的改善（$F_{1, 14} = 32.28, P = 0.001$），也導致組別後測有顯著的差別（$F_{1, 14} = 9.46, P = 0.0082$）。再就感覺運動訓練處理前後，實驗組和對照組在導師八項評估的總得分表現分析，從二因子混合設計變異分析顯示組別和測驗間有交互作用（$F_{1, 14} = 14.13, P = 0.002$），需進一步分析其意義；單純主要效果檢定結果的變異分析，表示差別來自實驗組的改善（$F_{1, 14} = 20.47, P = 0.003$），也導致組別後測有顯著的差別（$F_{1, 14} = 8.17, P = 0.010$）。

功能性磁振造影檢查中，Response control（B-A）操作的目的，是要把手按動作影響去除掉，我們可以看到抑制手按所需腦操作範圍的程度和大小，表現在血氧流量的分布和密度。圖1、圖2、圖3、圖4和圖5，都顯示X3組在前額葉（Pre-frontal area）、內額葉（Medial frontal area）、扣帶迴（Cingulate gyrus）、和尾狀核（Caudate nucleus）顯示很少的血氧流量；X1組顯示這兩個地方很濃厚的血氧流量；X2組顯示中間偏X1的血氧流量。X2和X3差不多都達到或接近統計上有意義的差別（$P < 0.05$）。在第六個月的追蹤期的功能性磁振造影檢查，由於臨期末考，只有4個X2組的學童回來做測驗檢查，也顯示在上述區域有濃厚的血氧流量。

伍 討論

由於躺在磁振造影機中檢查，約需保持四十五分鐘的頭頸不動，對幼兒學童稍有困難，因此選擇國小四、五、六年級的ADHD學童和控制組學童，較能達成任務。對X2訓練組和X3對照組同樣接受兒童感覺發展檢核表、注意力缺失好動量表、老師八項評估的前後測，做統計變異分析比較；雖然人數較少（各組只8個人）但統計量都能達到有意義的差別，顯示家長和導師的觀察相當一致，進步是由訓練組的俯臥姿勢之感覺運動訓練的結果。特別增加觸覺防禦的統計量，也達到統計上有意義改善；觸覺防禦基本的問題在腦神經生理抑制困難（Dis-inhibition），常常包含眼睛、耳朵、嗅覺、味覺、和全身皮膚防禦性觸覺的過度敏感，導至嚴重偏食、脾氣暴躁、人際關係不良、分心（注意力不足）、上課交頭接耳談話、眼睛飄渺不定、在家中做功課時間拉長到三～四小時，亦即抑制這些敏感分心來引導專注力有困難，執行工作很難完成。這些觸覺防禦學童的困難，也正是ADHD學童的困難所在。這也是ADHD學童的困難可由俯臥姿勢之密集式感覺運動訓練來改善的原因。

Wellington提到構造上尾狀核和額葉在功能上的低下，

是造成ADHD學童行為的主要原因；ADHD學童在磁振造影BOLD檢查，顯示額葉－紋狀體（frontal striatal region）的減少活動；跟反應抑制（Response inhibition）的不良操作有關係；Castellanos證明磁振造影BOLD檢查，顯示ADHD學童到尾狀核的血氧流量減少。Vaidya提到Methylphenidate（Ritalin）可以改善額葉－紋狀體的活動，可以增強反應抑制的操作，持續三～四小時（Vaidya, 2001）。本研究的療效是從俯臥姿勢之密集式感覺運動訓練三個月，才做功能性磁振造影檢查，孩童的ADHD症狀持續改善良好，表現高血氧流量於前額皮質區、內額葉、扣帶迴、和尾狀核，在家中做功課和學校上課情形也保持良好的專注和靈巧；跟Wellington and Castellanos的發現有一致性；只是療效是長期的，不是如同服用Ritalin只是短期幾小時的暫時效果；此外，本研究也顯示功能性磁振造影檢查，未訓練前的X3組在這些地區左右兩邊的血氧流量都偏低，左右兩邊沒顯示有意義的差別。另X2組4個ADHD學童做訓練三個月結束後，在第六個月再做追蹤檢查，還表現高血氧流量於前額區、內額葉、扣帶迴和尾狀核，在家中做功課和學校上課情形也保持良好的專注和靈巧，不再是師長和同學埋怨的對象。俯臥姿勢之密集式感覺運動訓練對ADHD的療效是長期且有效的。

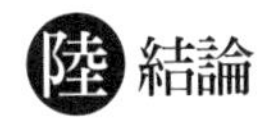

陸 結論

從功能性磁振造影的檢查顯示：俯臥姿勢之密集式感覺運動訓練，增加額葉、扣帶、和尾狀核的雙側血氧流量，同時改善ADHD的好動、衝動、和注意力缺失所引起的上課和家中亂象。對ADHD學童的療效是長期且有效的。

附錄二　功能性磁振造影顯示密集式感統運動訓練對注意力缺陷過動症學童的療效

感統運動失常、好動分心孩童之大腦檢查
功能性磁振照影誘發性血氧濃度圖

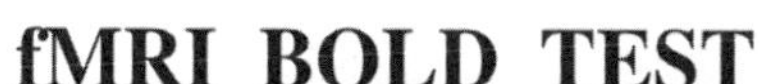

訓練前組

額葉關聯神經通道蒼白→嚴重分心，敏感暴躁，協調笨拙，無組織執行能力

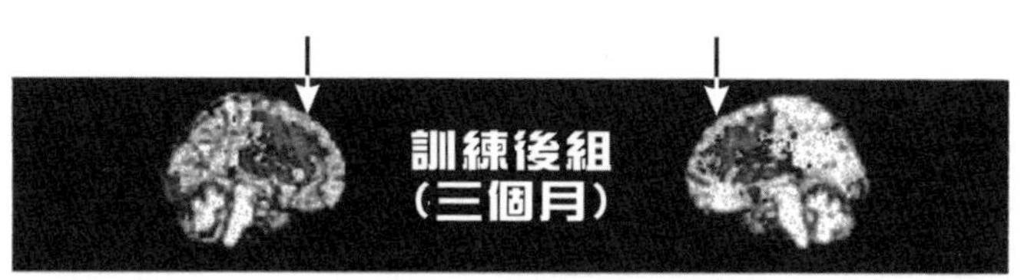

額葉關聯神經通道近正常→專注，情緒穩重、協調靈巧，漸有組織執行能力

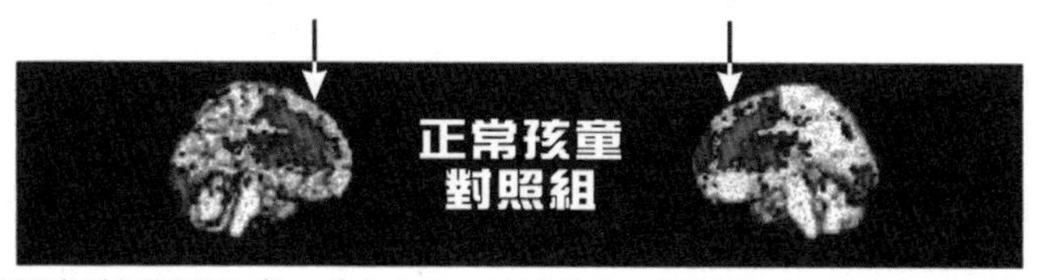

額葉關聯神經通道正常→原本專注，情緒穩重、協調靈巧，具有組織執行能力

※完整中文版論文同步刊登在《特教季刊》第**101**期中．中華民國**95**年**12**月出版※

※英文版論文同步刊登在Journal of Alternative Medicine Research 2009; 1 (3)※

圖1　大腦血氧濃度圖

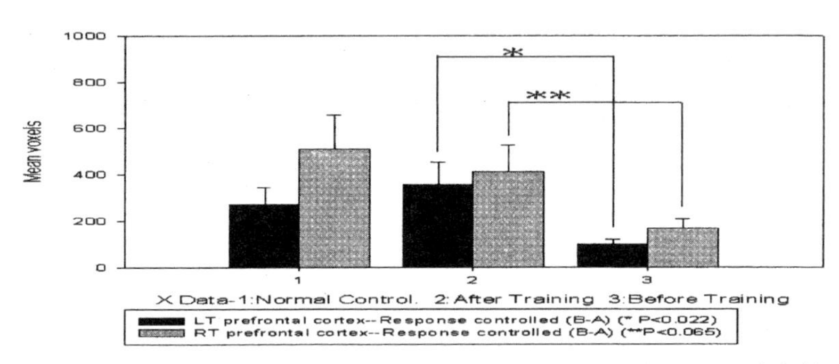

圖2　前額葉皮質區三組磁振造影平均血氧流量體積圖及統計意義

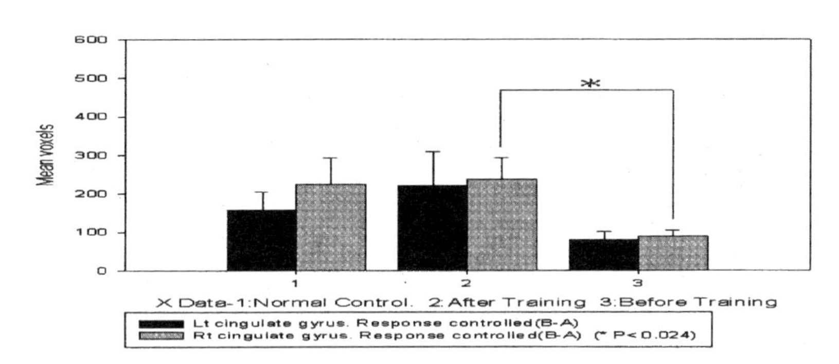

圖3　扣帶迴三組磁振造影平均血氧流量體積圖及統計意義

附錄二　功能性磁振造影顯示密集式感統運動訓練對注意力缺陷過動症學童的療效

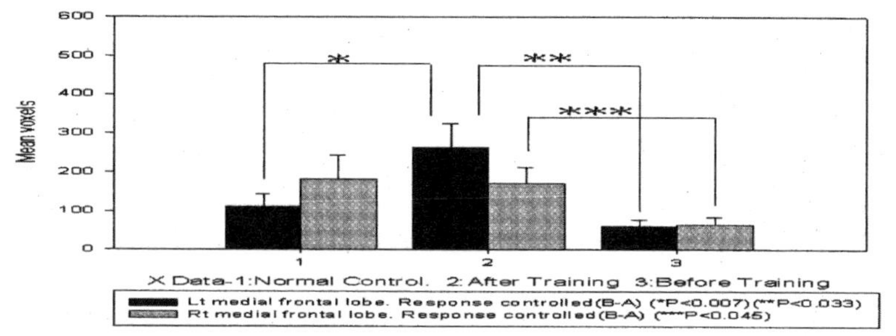

圖4　內側額葉三組磁振造影平均血氧流量體積圖及統計意義

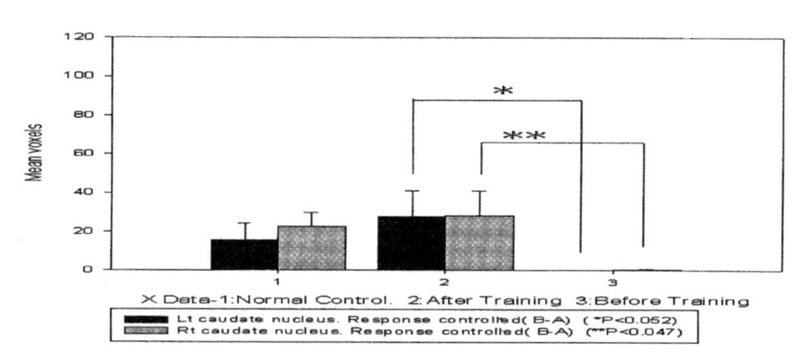

圖5　尾狀核三組磁振造影平均血氧流量體積圖及統計意義

參考文獻

Ayres J. (1972). *Sensory integration and learning disorder*. Los Angeles: Western Psychological Services, 14-18.

Ayres J. (1980). *Sensory integration and the child.* Los Angeles: Western Psychological Services.

Ayres J. (1981): *Southern California Sensory Integration Tests* (SCCIT). Los Angeles: Western Psychological Services.

Barkley R.A. (1997). Behavior inhibition, sustained attention, and executive functions: constructing a unifying theory of ADHD. *Psychological Bulletin,* 121: 65-94.

Carte E.T., Nigg J.T., & Hinshaw S.P. (1996). Neuropsychological functioning, motor speed, and language processing in boys with and without ADHD. *Journal of Abnormal Child Psychology,* 24: 481-498.

Castellanos F.X. (1997). Toward a pathophysiology of attention-deficit/hyperactivity disorder. Selective effects of methylphenidate in attention deficit hyperactivity disorder: A functional magnetic resonance study. *Clinical Pediatrics,* 36:381-93.

Gorenstein E.E., Mammto C.A., & Standy J.M. (1989). Performance of inattentive-overactive children on selected measures of prefrontal – type function. *Journal of Clinical Psychology,* 45: 619-634.

Grodzinsky G.M., & Diamond R. (1992). Frontal lobe functioning in boys with attention- deficit hyperactivity disorder. *Developmental Neuropsychology* 8: 427-445.

Gilliam J.E. (1995): Attention-Deficit/Hyperactivity Disorder Test (ADHDT): *Psychological Assessment Resources,* Inc. Lutz, Florida 25: 3-165.

Nolan J., Jung S.S. (2004). Improvement of Attention Deficit Hyperactive Disorder with Intensive Sensor-motor Integration Training. *Proceeding of Pacific Rim 2004 Conference for Disabilites*. Page 35 & 64.The Center on Disability Studies at The Hawaii University, Hawaii.

Rubia K., Oosterlaan J., Sergeant J.A., Brandeis D., & Van Leeuwen T. (1998). Inhibitory dysfunction in hyperactive boys. *Behavior Brain Research* 1998; 94: 25-32.

Shue K.L., & Douglas V.I. (1992). Attention deficit hyperactivity disorder and the frontal lobe syndrome. *Brain Cognition,* 20: 104-124.

Schacher R., Logan G.D. (1990). Impulsivity and inhibitory control in normal development and childhood psychopathology. *Developmental Psychology,* 26:710-720.

Trommer B.L., Hoeppner J.A.B., Lorber R., & Armstrong K.J. (1992). The go-no-go paradigm inattention deficit disorder. *Annal Neurology*, 24:610-614.

Wellington T.M. The Neurobiology of Attention Deficit Hyperactivity Disorder. Retrived June 30,2005 from http://homepage.psy.utexas.edu/Homepage/Students/McMahon/Class%20Project/Project-ADHD%20neurobiology.PPT#256, 1.

Vaidya C. J. (2001) . Selective effects of methylphenidate in attention deficit hyperactivity disorder: A functional magnetic resonance study :*Psychiatry*, 179 (2): 138-143.

鄭信雄、李月卿、周秀美（民74）：**感覺統合密集治療效果對照評估**。民74特殊教育學會年會宣讀論文。展望新世紀的特殊教育年刊，54-70。

鄭信雄、李月卿（民80）：**兒童感覺發展檢核表實施手冊**。國民小學特殊教育叢書32。臺北：臺北市立師範學院特殊教育中心出版。

鄭信雄、葉莉薇（民84）：**情緒困擾兒童感覺統合訓練效果評估**。民84年特殊教育年會的年刊，156-167。

李月卿、鄭信雄（民85）：**幼兒感覺發展檢核表實施手冊**。台北：心理。

鄭信雄、李月卿（民87）：**兒童感覺發展檢核表實施手冊**。台北：心理。

鄭信雄（民87）：**學校推廣感覺統合訓練的經驗**。特殊教育季刊66期，66：4-7。

鄭信雄、劉濯甄、樓根良（民91）：**密集式感覺運動訓練對情緒障礙的療效**。台北市立師範學院90年度情障教育學術研討會論文發表，271-290。

國家圖書館出版品預行編目資料

感統運動訓練手冊／鄭信雄著. --初版--.
--臺北市：書泉出版社, 2013. 12
面； 公分
ISBN 978-986-121-872-4（平裝）
1. 職能治療 2. 感覺統合訓練 3. 親職教育
418.94 102020787

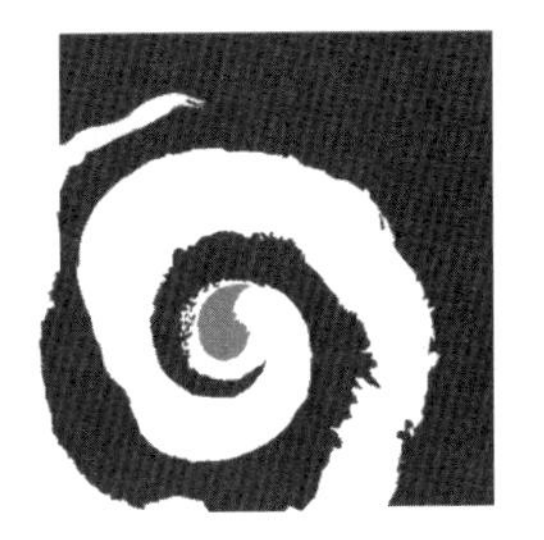

3ID8

感統運動訓練手冊

作 者 — 鄭信雄（381.9）
發 行 人 — 楊榮川
總 經 理 — 楊士清
總 編 輯 — 楊秀麗
副總編輯 — 黃文瓊
責任編輯 — 李敏華
封面設計 — 郭佳慈
出 版 者 — 書泉出版社
地 址：106台北市大安區和平東路二段339號4樓
電 話：(02)2705-5066 傳 真：(02)2706-6
網 址：https://www.wunan.com.tw
電子郵件：shuchuan@shuchuan.com.tw
劃撥帳號：01303853
戶 名：書泉出版社

總 經 銷：貿騰發賣股份有限公司
地 址：23586新北市中和區立德街136號6樓
電 話：(02)8227-5988 傳 真：(02)8227-598
網 址：http://www.namode.com

法律顧問 林勝安律師事務所 林勝安律師

出版日期 2013年12月初版一刷
2021年 8 月初版三刷
定 價 新臺幣250元